Bismarck, Nietzsche, Scheffel, Mörike

Der Einfluß nervöser Zustände auf ihr Leben und Schaffen

Vier Krankheitsgeschichten

von

Dr. med. A. Müller

Sanitätsrat in M.-Gladbach

A. Marcus & E. Webers Verlag (Dr. jur. Albert Ahn) in Bonn

Otto Wigand'sche Buchdruckerei G. m. b. H., Leipzig

Vorwort.

Die vorliegenden vier Krankheitsgeschichten sind entstanden aus dem Wunsche, dem Arzte an weithin leuchtenden Beispielen den Verlauf und die nicht selten verhängnisvolle Bedeutung nervöser Zustände für das Leben und Wirken des Menschen zu zeigen. Sie sollten deshalb in eine wissenschaftliche Arbeit eingeschoben werden, in der ich meine Auffassung des Wesens der nervösen Zustände systematisch dargestellt habe. Schon bei der Aufsuchung des Tatsachenmaterials ergab sich indessen, daß diese Krankheitsgeschichten nicht nur für den Arzt, sondern auch für den literarisch Interessierten, ja für jeden Gebildeten von Interesse sein mußten, weil sie zeigten, daß das Schaffen dieser Männer in ungeahnt weitgehendem Maße von ihrem Leiden beeinflußt war, und weil sie demgemäß ihre Lebensarbeit von einer ungewohnten, aber sehr bemerkenswerten Seite beleuchteten. Da nun ohnehin die Krankheitsgeschichten durch den Umfang, den sie unter meinen Händen annahmen, den Platz zu sprengen drohten, der ihnen in meiner wissenschaftlichen Arbeit eingeräumt werden konnte, so entschloß ich mich, sie als besonderes Heft auch für ein größeres Publikum erscheinen zu lassen.

Für den Fachmann bemerke ich, daß der Darstellung der nervösen Zustände, wie sie in diesen Krankheitsgeschichten gegeben ist, eine Auffassung des Wesens derselben zugrunde liegt, die ich mir in jahrzehntelanger Beschäftigung mit Leidenden dieser Art gebildet habe. Sie basiert, was die seelische Seite der Neurasthenie angeht, auf der Gruppierung von O. Rosenbach[1]), der die Nervösen in Erschöpfte, Konsti-

[1]) O. Rosenbach, Nervöse Zustände und ihre psychische Behandlung. 2. Aufl. Berlin 1903.

tutionell-Nervöse und Willensschwache einteilt, — eine Einteilung, die nach meiner Erfahrung der Wirklichkeit in vorzüglicher Weise abgelauscht ist. Die sich hieraus im Einzelfalle ergebende seelische Konstruktion des Neurasthenikers wird nun nach meiner Erfahrung in jedem Falle ergänzt und teilweise erklärt durch den körperlichen Befund, den ich in großen Zügen schon anderwärts [1]) dargestellt habe. Die oben erwähnte systematische Darstellung desselben muß leider zu ihrem Abdruck einen günstigeren Zeitpunkt abwarten. Für den Nichtfachmann habe ich in einem Nachwort kurz die Grundzüge meiner Auffassung dargestellt, soweit sie zur Erläuterung der Kankheitsgeschichten erforderlich sind.

Meine, ebenso wie O. Rosenbachs Auffassung stützt sich mit Absicht nur auf den Untersuchungsbefund, zieht also in den Begriff der Neurasthenie nicht das ursächliche Moment der Erblichkeit und kein Werturteil (Entartung) hinein. Ich glaube, daß diese Beschränkung nicht nur die Klarstellung des Krankheitsbildes wesentlich fördert, sondern auch dem praktischen Bedürfnis des Arztes nach Erkennung des Wesens der gerade vorliegenden Erkrankung und nach richtiger auf diese Erkennung gegründeter Auswahl der Mittel zur Behandlung derselben viel besser entspricht, als die Hinlenkung der Aufmerksamkeit auf jene unabänderlichen Tatsachen, mögen sie wissenschaftlich noch so interessant sein.

Die Ausführlichkeit und Genauigkeit der vier Darstellungen ist sehr verschieden. Das beruht auf der sehr verschiedenen Vollständigkeit des in den Lebensbeschreibungen dargebotenen Tatsachenmaterials. Die genaueste Darstellung war bei Nietzsche möglich auf Grund der vorzüglichen von der Schwester des Philosophen verfaßten Biographien und des an Selbstbeobachtungen reichen Briefwechsels des Philosophen. Sie konnte außerdem noch in Einzelheiten ergänzt werden durch ausführliche briefliche Mitteilungen, die Frau Elisabeth Förster-Nietzsche mir auf meine Anfragen in liebenswürdigster Weise sandte. Ich spreche ihr auch an dieser

[1]) A. Müller, Lehrbuch der Massage. Bonn 1915. — Der muskuläre Kopfschmerz. Leipzig 1911.

Stelle für dieselben meinen herzlichen Dank aus. Sehr wünschenswert wäre für die Krankheitsgeschichte Mörikes weiteres Tatsachenmaterial. Doch wenn auch die Darstellung derselben vielfach lückenhaft sein mag, in jedem Falle ist auch sie vollständiger als die Darstellungen, die dem Arzte gewöhnlich von seinen Patienten gegeben werden.

Die Arbeit an diesen Krankeitsgeschichten war für mich nicht nur sehr interessant, sondern wirkte auch erheblich klärend auf meine Einsicht in die seelische Grundlage der Neurasthenie, denn das hochkomplizierte und doch offen vor unsern Augen liegende Seelenleben unserer geistigen Größen gewährt selbstverständlich einen ganz anderen Einblick in die Gedankenwelt der Nervösen, als die Angaben des ängstlich seine Geheimnisse vor fremden Blicken verschließenden Durchschnittsmenschen. Ich glaube deshalb, daß diese Krankheitsgeschichten geeignet sind, auch zur allgemeinen wissenschaftlichen Klärung der Neurastheniefrage beizutragen.

Die Ausdrucksweise bei der Darstellung der Krankheitsbilder habe ich, wenn möglich, um Mißverständnisse zu vermeiden, wörtlich den betreffenden Darstellungen entlehnt, auch wo ich dies nicht durch Anführungszeichen hervorgehoben habe. Manche Wiederholungen und Ungleichmäßigkeiten des Stils finden hierin ihre Erklärung.

München-Gladbach, im Juni 1921.

Der Verfasser.

Inhalt.

An Literatur wurde benutzt für:

Bismarck:

Bismarcks Gedanken und Erinnerungen. Stuttgart 1898.

Schweninger, Dem Andenken Bismarck's. Leipzig 1899.

Nietzsche:

Elisabeth Förster-Nietzsche, Das Leben Friedrich Nietzsches. 2 Bde. Leipzig 1895—1904. — Der junge Nietzsche. Leipzig 1912. — Briefe an Mutter und Schwester. 2 Bde. Leipzig 1909.

Deußen, Erinnerungen an Friedrich Nietzsche. Leipzig 1901.

P. J. Möbius, Nietzsche. 3. Aufl. Leipzig 1909.

Hans Beinlich, Friedrich Nietzsches Persönlichkeit in seinem Werke. Hochland, 18. Jahrg., 5. Heft, Februar 1921.

Scheffel:

Johannes Proelß, Scheffels Leben und Dichten. Berlin 1887.

E. v. Sallwürk, Jos. Victor v. Scheffel. Leipzig, Reclam.

Mörike:

Harry Maync, Eduard Mörike. Stuttgart 1902.

E. v. Sallwürk, Eduard Mörike. Leipzig, Reclam.

I.

Bismarck.

1. Krankheitsverlauf.

Otto von Bismarck, geboren 1. April 1815, körperlich über mittelgroß und sehr kräftig gebaut, litt — nach seiner Ansicht infolge seines „wüsten Junggesellenlebens" — etwa vom 25. Jahre ab an häufig wiederkehrenden rheumatischen Anfällen, Neigung zu Krampfadern und Narbenschmerzen nach Verletzungen, etwa vom 35. Jahre ab an „Verdauungshemmung mit ihrem hämorrhoidalen Gefolge". Mit seinem Eintritt in den diplomatischen Dienst im 37. Jahre wurde seine Lebensweise sitzend und sehr unregelmäßig, seine Tätigkeit geistig sehr anstrengend und stark aufregend, mit häufigen strapaziösen Dienstreisen verbunden, weshalb er schon als Bundestagsgesandter in Frankfurt (1852—58) wiederholt über Unwohlsein mit Blutstockungen, Kongestionen und Neigung zu Erkältungen klagte. Den Diensturlaub pflegte er nicht zur Erholung, sondern zu anstrengenden Jagdausflügen zu benutzen, auf deren einem er sich eine Verletzung am linken Schienbein zuzog, die noch jahrelang Schmerzen verursachte. Im 45. Jahre, wo er als Gesandter nach Petersburg (April 1859 bis Mai 1862) ging, kam zu den bisherigen Schädlichkeiten der Einfluß des russischen Klimas, dem er sich bei militärischen Paraden und auf der Jagd in rücksichtslosester Weise aussetzte. Die Folge war, nachdem schon ein halbes Jahr lang Gliederreißen vorhergegangen war (Mai 1859), der erste schwere rheumatisch-nervöse Schmerzanfall in der Lebergegend, der zehn Tage dauerte. Kurz darauf entstand infolge Behandlung der alten Schmerzstelle am linken Schienbein mit einem Spanischfliegenpflaster eine schwere Entzündung, zu deren Behebung der berühmte Chirurg Pirogoff eine Amputation vorschlug, die aber nach Monaten unter Bäderbehandlung in Nauheim verheilte. Ende 1859 machte er eine schwere Lungenentzündung durch, nach deren Heilung er seit Anfang 1860 bei anstrengender und aufregender politischer Tätigkeit und anstrengenden Reisen im russischen Winter über andauernde Müdigkeit klagte, trotzdem aber Herbst 1860 wieder strapaziöse Jagdausflüge machte. Infolgedessen blieben auch während des Dienstes als Gesandter in Paris (Mai bis September 1862) trotz verhältnismäßig ruhiger Tätigkeit vorübergehende Depressionszustände nicht aus. Von Paris aus machte B. im Sommer 1862 wohl seine einzige wirkliche Erholungsreise von längerer Dauer. Von dieser wurde er am 23. September 1862 in seinem 48. Jahre als Ministerpräsident nach Berlin berufen, und damit begann für ihn eine Zeit ununterbrochener geistiger Anstrengungen und Aufregungen unerhörtester Art, in der es bis zu seiner Entlassung am 20. März 1890 keine wirkliche Ruhe und Erholung gab. Die Folgen blieben nicht aus. Herbst 1864 bekam er im Anschluß an die starken mit schwerster Verantwortung verbundenen politischen Aufregungen des dänischen Krieges einen Rückfall des „alten nervös-rheumatischen Schmerzes" (von 1859) „unter dem linken Schulterblatt quer durch den Leib". Juli 1865 klagte er in Gastein bei einem Übermaß von Arbeit, das ihm kaum zum Essen Zeit ließ, über großes Mattigkeitsgefühl. Während des Feldzuges von 1866 traten infolge der Aufpeitschung der Nerven durch die ungeheure Verantwortung alle Beschwerden zurück bis zu den Waffenstillstandsverhandlungen in Nikolsburg, während deren er an einem schweren linksseitigen Ischiasanfall erkrankte. Dieser führte unter dem Druck der Sorge über die außerordentlich gespannte Lage und der Aufregungen durch die sehr schwierigen politischen Verhandlungen am 23. Juli 1866 während einer Kriegsratssitzung zu einem nervösen Zusammenbruch mit Weinkrampf, den indessen seine ungeheure Energie sofort überwand, indem er sich hinsetzte und an den König ein ausführliches Gutachten über die politische Lage schrieb mit der Bitte um Entlassung für den Fall der Ablehnung seines Rates. Bei der Rückkehr aus dem Feldzuge war er denn auch (mit 51 Jahren) ein „alter, kranker, von seinem Befinden praeoccupierter Mann" mit vornübergeneigter Haltung, mattem Auge, schmalem Gesicht; andauernd krankte er an Magenbeschwerden, Magenkrämpfen mit Galleerbrechen, Verdauungsstörungen mit unangenehmen hämorrhoidalen Erscheinungen, Appetitmangel, dauernder Schlaflosigkeit und hoher Reizbarkeit der Atmungsorgane. Bei jeder Erhitzung oder Übermüdung folgte die Strafe in Gestalt von Leiden verschiedener Art auf dem Fuße. Die verschiedensten Kuren waren erfolglos. Dieser Zustand blieb bis zur Kriegserklärung 1870, die als neue Aufpeitschung der Nerven wirkte und alle Beschwerden zum Schwinden brachte. B. fühlte sich wieder vollkommen wohl. Dieses Wohlbefinden dauerte fast während des ganzen Krieges an. Anfang Januar 1871 stellte sich der erste Vorbote der alten Beschwerden wieder ein in Form des „Beginns von Podagra", und nach vollständiger Beendigung des Krieges und Erledigung der mit der Reichsgründung zusammenhängenden Geschäfte war der Zustand wieder der gleiche wie nach dem Kriege von 1866. Anfang der 70er Jahre glaubte er „mit seiner Gesundheit zu Ende zu sein".

Über die Ursachen dieses „Gesundheitsbankrotts" spricht er sich folgendermaßen aus: „Meine Gesundheit war damals längst geschwächt, nicht durch die Arbeiten, welche mir oblagen, aber durch das ununterbrochene Bewußtsein der Verantwortlichkeit für große Ereignisse, bei denen die Zukunft des Vaterlandes auf dem Spiele stand. Ich habe natürlich während der bewegten und gelegentlich stürmischen Entwicklung unserer Politik nicht immer mit Sicherheit voraussehen können, ob der Weg, den ich einschlug, der richtige war, und doch war ich gezwungen, so zu handeln, als ob ich die kommenden Ereignisse und die Wirkung der eigenen Entschließungen auf dieselben mit voller Klarheit voraussähe. Die Frage, ob das eigene Augenmaß, der politische Instinkt, ihn richtig leitet, ist ziemlich gleichgültig für einen Minister, dem alle Zweifel gelöst sind, sobald er durch die königliche Unterschrift oder durch eine parlamentarische Mehrheit sich gedeckt fühlt, man könnte sagen, einen Minister katholischer Politik, der im Besitz der Absolution ist, und den die mehr protestantische Frage, ob er seine eigne Absolution hat, nicht kümmert. Für einen Minister aber, der seine Ehre mit der des Landes vollständig identifiziert[1]), ist die Ungewißheit des Erfolges einer jeden politischen Entschließung von aufreibender Wirkung. Man kann die politische Gestaltung in der Zeit, welche die Durchführung einer Maßregel bedingt, so wenig mit Sicherheit vorhersehn, wie das Wetter der nächsten Tage in unserm Klima, und muß doch seine Entschließung fassen, als ob man es könnte, nicht selten im Kampfe gegen alle Einflüsse, denen Gewicht beizulegen man gewöhnt ist, wie z. B. in Nikolsburg zur Zeit der Friedensverhandlungen, wo ich die einzige Person war und blieb, die schließlich für das, was geschah, und für den Erfolg verantwortlich gemacht wurde und nach unseren Institutionen und Gewöhnungen auch verantwortlich war, und wo ich meine Entschließung im Widerspruch nicht nur mit allen Militärs, also mit allen Anwesenden, sondern auch mit dem Könige fassen und in schwerem Kampfe aufrecht halten mußte. Die Erwägung der Frage, ob eine Entschließung richtig sei, und ob das Festhalten und Durchführen des auf Grund schwacher Prämissen für richtig Erkannten richtig sei, hat für jeden gewissenhaften und ehrliebenden[1]) Menschen etwas Aufreibendes; es wird verstärkt durch die Tatsache, daß lange Zeit vergeht, oft viele Jahre, bevor man in der Politik sich selbst überzeugt, ob das Gewollte und Geschehene das Richtige war oder nicht. Nicht die Arbeit ist das Aufreibende, die Zweifel und Sorgen sind es und das Ehrgefühl, die Verantwortlichkeit[1]), ohne daß man zur Unterstützung der letzteren etwas anderes als die eigne Überzeugung und den eignen Willen anführen kann, wie das gerade in den wichtigsten Krisen am schärfsten Platz greift." Und noch einen weiteren Umstand führt er an: „Für die Nerven eines Mannes in reifen Jahren ist es eine harte

[1]) Vom Verfasser gesperrt.

Probe, plötzlich mit allen oder fast allen Freunden und Bekannten den bisherigen Umgang abzubrechen." „Der Verkehr mit anderen, die man für gleichgestellt hält, erleichtert die Überwindung solcher Krisen, und wenn er plötzlich aufhört und aus Motiven, die mehr persönlich als sachlich, mehr mißgünstig als ehrlich, und soweit sie ehrlich, ganz banausischer Natur sind, der beteiligte verantwortliche Minister plötzlich (seit Februar 1876) von allen bisherigen Freunden boycottiert, als Feind behandelt, also mit sich und seinen Erwägungen vereinsamt wird, so muß das den Eingriff seiner amtlichen Sorgen in seine Nerven und seine Gesundheit verschärfen." „Die Gürtelrose, an welcher ich krank war, als Graf Schuwalow 1878 von mir die Berufung des Kongresses verlangte, kennzeichnete den Fehlbetrag in dem damaligen Zustande meiner Gesundheit, war eine Quittung über Erschöpfung der Nerven." Hinzu kamen kleinere Ereignisse, die als Nadelstiche wirkten. „Die Beschwerde des Grafen Eulenburg über Tiedemann (18. VIII. 1878) und die darin sofort gestellte Cabinetsfrage waren mir in ihrer Form um so mehr auf die Nerven gefallen, als ich an den Folgen einer schweren Erkrankung litt, die durch die Einwirkung der auf den Kaiser gemachten Attentate und den gleichzeitigen Zwang zur Arbeit in dem Präsidium des Berliner Kongresses hervorgerufen, zwar aus amtlichem Pflichtgefühle zurückgedrängt, aber durch die Gasteiner Kur mehr verschärft als geheilt war". „Ich verfiel in einen Gesundheitsbankrott, der mich lähmte, bis Dr. Schweninger meine Krankheit richtig erkannte, richtig behandelte und mir ein relatives Gesundheitsgefühl verschaffte, das ich seit vielen Jahren nicht mehr gekannt hatte."

Schweninger fand B. bei Beginn seiner Behandlung im Frühjahr 1883 „aufgeregt und doch apathisch müde", „von Gesichtsschmerz und Migräne geplagt, schlaf- und appetitlos, fahl von Gesichtsfarbe, von stürmischen Magenerscheinungen und Verdauungsstörungen, mit belegter Zunge, hämorrhoidalen Zuständen, sowie von Kreislaufstörungen (Ödeme an den Beinen, Krampfadern und besonders nachts ungewöhnlich starkem Transpirieren) und von ähnlichen

Erscheinungen heimgesucht", konnte aber außer der Vermutung eines Gallensteins krankhafte Organveränderungen als Ursache hierfür nicht finden; er faßte die Störungen demgemäß als „funktionell und nervös" auf. Durch seine dieser Auffassung entsprechende Behandlung erreichte er, daß „die seit so langen Jahren mit so vielen Mitteln vergeblich angegriffenen nervösen und funktionellen Störungen mehr und mehr zurücktraten, die Gelbsucht, der Gesichtsschmerz, die Migräne verschwanden; der Schlaf wurde regelmäßig und genügend, der Appetit kehrte wieder, der Magen war gut, selbst die seit länger als 30 Jahren bestehende Verdauungshemmung mit ihrem hämorrhoidalen Gefolge verschwand, die Krampfadern und teigigweichen Beine wurden besser, der Fürst konnte wieder gehen und endlich — auch wieder reiten." Er kehrte nach etwa halbjähriger Behandlung (Herbst 1883) im 69. Jahre „geradezu verjüngt" nach Berlin zurück. Dieses „relative Gesundheitsgefühl", wie es B. bezeichnet, wurde indessen immer wieder unterbrochen durch Anfälle von Gliederschmerzen, Ischias, Lumbago, Venenentzündungen, Bronchitiden und — an Gicht mahnende Schmerzen der Beine", besonders aber durch den Gesichtsschmerz, der durch Erregung und Kongestionen usw., nicht aber sogenannte Erkältungs-Ursachen hervorgerufen, „oft so intensiv und peinigend war, daß er B. nicht selten selbst am Essen und Sprechen hinderte". Am 22. März 1890 erfolgte seine Entlassung aus dem Dienst als Reichskanzler; dieselbe war für ihn mit schweren politischen Sorgen verbunden und kränkte durch die Umstände, unter denen sie erfolgte, sein Ehr- und Selbstgefühl tief. Eigentliche Ruhe trat auch jetzt nicht für ihn ein; denn er entfaltete nun eine rege literarische („Gedanken und Erinnerungen") und publizistische („Hamburger Nachrichten") Tätigkeit. Im Sommer 1893 erkrankte er schwer an Ischias, Lumbago, Lungenentzündung und giftigem Insektenstich mit nachfolgender länger dauernder Gebrauchsunfähigkeit des betroffenen Armes. Am 27. Nov. 1894 traf ihn eine seelische Erschütterung schwerster Art durch den Tod seiner innigst geliebten Gattin. Im Sommer 1897 stellten sich wiederholt

Schmerzanfälle im linken Fuße ein, denen am 17. Oktober 1897 unter plötzlichem furchtbarem Schmerz Altersbrand des linken Fußes folgte, der unter den Erscheinungen des akuten Lungenödems am 30. Juli 1898 zum Tode führte.

2. Beurteilung.

Das Leiden Bismarcks begann also, anscheinend ohne erbliche Belastung, infolge von Überanstrengungen (wüstes Junggesellenleben) im 25. Lebensjahre mit häufig wiederkehrenden Schmerzanfällen in den Lenden (Lumbago), Hüften (Ischias) und (infolge Verletzung) des linken Beins. Hinzu kamen im 35. Jahre infolge sitzender Lebensweise Stuhlverstopfung mit Hämorrhoidalbeschwerden, infolge ständiger Aufregung und geistiger, manchmal auch körperlicher Überanstrengungen ohne Ruhepause, Kopfbeschwerden (Kongestionen), Reizerscheinungen der Luftwege (Erkältungen) und Erschöpfungserscheinungen (Unwohlsein). Unter Hinzutritt klimatischer Schädlichkeiten schwerster Art (russischer Winter) entwickelte sich allmählich (im 44. Jahre) ein ständiger Schmerzzustand, der sich vorübergehend zu größter Heftigkeit steigerte (Schmerzanfall in der Lebergegend Mai 1859). Akute Erkrankungen (Entzündung des linken Beines, Lungenentzündung) ohne genügende Erholung führten zu chronischer Erschöpfung, zeitweise mit Depression. Diese nahm bei ständiger Steigerung der Überanstrengungen und Häufung höchster Erregungen immer mehr zu. Schließlich entwickelte sich ein Dauerzustand von schwerster chronischer Erschöpfung, Aufgeregtheit und Schlaflosigkeit mit Schmerzanfällen in Bauch, Kopf (Migräne) und Gesicht, mit Reiz- und Stauungserscheinungen von seiten des Verdauungsapparates (Erbrechen, Gelbsucht, Appetitmangel, Verstopfung, Hämorrhoiden). In diesem Dauerzustande bewirkten Höchstanforderungen an die Willenskraft (Kriege 1864 [?], 1866 und 1870) plötzliches Verschwinden aller Beschwerden, dem aber jedesmal umso stärkere Erschöpfung und plötzliche starke Schmerzanfälle folgten (Schmerzanfall in der Lebergegend Herbst 1864,

Ischias mit Weinkrampf Juli 1866, Podagra 1871). Physikalisch-diätetische Behandlung (Schweninger 1883) beseitigte die Erschöpfungs-, Reiz- und Stauungserscheinungen, nicht aber die Schmerzanfälle, die sich bis zum Tode ständig wiederholten. Altersbrand nach einem solchen Schmerzanfall[1]) führte im 83. Lebensjahre zum Tode.

Das Leiden B.s begann also als chronischer, anfallsweise auftretender Muskelrheumatismus; zu diesem traten unter dem Einfluß unzweckmäßiger Lebensweise (vieles Sitzen, unregelmäßige Lebensweise, andauernde geistige Überarbeit, zeitweise starke körperliche Überanstrengungen und ungünstige Witterungseinflüsse) Kopfbeschwerden und nervöse Reizerscheinungen hinzu, und es entwickelte sich schließlich unter dem Hinzutritt immer schwererer andauernder Erregungen zu einer ausgesprochenen Neurasthenie (Erschöpfung, Aufgeregtheit, Schlaflosigkeit) schwerster Art. Wir haben also hier den Übergang eines „Muskelrheumatismus" in eine „Neurasthenie" vor uns.

Diese Neurasthenie erinnert in ihrer Schwere und Art lebhaft an die Neurasthenie Nietzsches, doch liegt ihr nicht, wie bei diesem und bei Scheffel, ein aus einer Disharmonie der geistigen Anlage stammender Konflikt zugrunde. Mit einer solchen Disharmonie behaftet, wäre B. überhaupt unmöglich gewesen, weil er die ganze Größe seiner dämonischen Willenskraft zum Kampfe gegen die ungeheuren Widerstände und immer neuen Schwierigkeiten nötig hatte, die sich seiner übermenschlichen Aufgabe entgegentürmten. Und doch wurde auch seine Neurasthenie nicht eigentlich durch diese Überanstrengung, sondern, wie er selbst hervorhebt, durch ständige Seelenkämpfe verursacht. Diese entstammten indessen keiner inneren Unausgeglichenheit, sondern

[1]) 1858 Verletzung des linken Schienbeins mit jahrelang anhaltenden Schmerzen, 1859 schwere Entzündung des linken Schienbeins nach oberflächlicher Verätzung, 1866 linksseitige Ischias, 1871 Podagra, 1883 Krampfadern und Schwellungen, von da ab häufig Ischias und Venenentzündungen, 1897 wiederholte Schmerzanfälle im linken Fuß, schließlich mit Altersbrand. — Hier erscheint mir die Annahme eines ursächlichen Zusammenhangs unabweisbar.

seiner großen Gewissenhaftigkeit, die „seine Ehre mit der des Staates vollständig identifizierte". Diese Eigenschaft muß man aber für einen Mann, der das Amt B.s bekleidete, als normal bezeichnen. Somit stellt sich die Neurasthenie B.s als die Neurasthenie des Normalmenschen dar und lediglich von außen her durch Überbeanspruchung verursacht. B.s Neurasthenie ist also das Schulbild der reinen „Erschöpfungs-Neurasthenie" ohne — wenigstens seelisch — konstitutionelles Moment. Allerdings bestand auch für sie im Körperbau B.s eine Veranlagung in der Form des Muskelrheumatismus, aus dem sich die Neurasthenie entwickelte.

Die Krankheitsgeschichte B.s zeigt, daß die Erschöpfung bei der Neurasthenie nicht durch die Arbeit an sich herbeigeführt wird, sondern durch den ständigen Kampf um ein Interesse höchster Art, das mit der Arbeit verknüpft ist. Bei B. war dies die Ehre des Staates, die für ihn seine Ehre war. Die Krankheitsgeschichte B.s ist ferner ein glänzender Beweis dafür (Nikolsburg 23. Juli 1866), daß der Wille auch die schwerste „nervöse Erschöpfung" ausgleichen und trotz ihr die geistige Leistungsfähigkeit auf der höchsten Höhe erhalten kann. Allerdings wird eine derartige Kraftprobe immer nur erkauft mit einer Steigerung der Erschöpfung und anscheinend auch, wie bei B., mit heftigen Reaktionserscheinungen (Schmerzanfälle am Schluß der Feldzüge 1864, 66, 71).

Äußerst bemerkenswert ist schließlich, daß B.s Persönlichkeit trotz seiner schweren Erkrankung in den Höhepunkten seiner geschichtlichen Wirksamkeit dem Außenstehenden das Bild höchster Geschlossenheit darbot, und daß noch heute seine Reden und Schriften auf den Leser den Eindruck großartigster, von aller „Nervosität" freier, schlechthin überlegener Seelenruhe darbieten. Die Ursache dieser „Harmonie" ist offenbar die Abwesenheit aller i n n e r e n Unausgeglichenheiten in B.s Persönlichkeit. Somit lehrt uns die Geschichte seiner Krankheit, daß auch „nervöse" Beschwerden die „Harmonie" der Persönlichkeit nicht zu stören brauchen, daß also das Wesen des „harmonisehen" Menschen darin besteht, daß seine Willenskraft nicht durch innere Unausgeglichenheiten hin und her gezerrt wird, daß er vielmehr die ganze Stärke seines Willens frei hat zum Kampfe gegen die Außenwelt, zu der hier auch die Hemmnisse im eigenen Körper gehören.

Endlich weise ich noch darauf hin, daß die physikalisch-diätetische Behandlung der Neurasthenie Bismarcks durch Schweninger nur die Beseitigung der nervösen Erschöpfungs- und Reizerscheinungen („relatives Gesundheitsgefühl"), nicht aber der Schmerzanfälle erreichte.

II.

Nietzsche.

1. Krankheitsverlauf.

Friedrich Nietzsche wurde geboren am 15. Oktober 1844 als Sohn eines Pfarrers. Er hatte vom Vater starke Kurzsichtigkeit, von der Mutter Neigung zu Blutandrang zum Kopfe und Ungleichheit der Augen in bezug auf Größe der Pupillen und Arbeitsleistung geerbt. Im übrigen waren beide Eltern völlig gesund, insbesondere litt keiner von ihnen und von ihrer Verwandtschaft an Kopfschmerzen. Eine Schwester des Vaters war magenleidend, überhaupt war der Magen der empfindliche Teil der Familie Nietzsche. Die Schwester N.s lebt; sie hat an Migräneanfällen gelitten. Der Vater erlitt im 35. Lebensjahre eine Gehirnerschütterung durch Fall auf den Kopf, in deren Gefolge sich ein Gehirnleiden mit heftigen Kopfschmerzen entwickelte, an dem er nach elf Monaten starb, als der Sohn fünf Jahre alt war.

N. litt als Kind öfters an Husten, Schnupfen und Heiserkeit und überstand die üblichen Kinderkrankheiten. Schon im Kindesalter fiel seine leichte Erregbarkeit auf, die er indessen durch Selbstbeherrschung im Zaum zu halten wußte. Auch zeigte sich schon früh seine außerordentliche Begabung, indem er vom 10. Lebensjahre an dichtete, musizierte und komponierte. Dementsprechend übte er als Schüler großen Einfluß auf seine Mitschüler aus, deren hohe Meinung sich vielfach bis zur Vergötterung steigerte. Seine Stimmung war schon im Kindesalter immer etwas ernst. Vom 12. Lebensjahre an war er ungewöhnlich kurzsichtig. Im 13. Lebensjahre (Sommer 1857) hatte er den ersten Anfall von Augenschmerzen, bei dem die Augen indessen nicht entzündet und die Pupillen nicht immer gleich groß waren; derselbe verhinderte ihn längere Zeit, die Schule zu besuchen. Mit 14 Jahren (1858) verließ er das Elternhaus und wurde in die Landesschule Pforta aufgenommen. Der Abschied von Hause verursachte bei ihm einen leichten Depressionszustand, der sich in der melancholischen Grundstimmung seiner damaligen Gedichte („Und mir ist die Welt ein Grab", „mein Herz ist bang und schwer") ausspricht. Er empfand die feste Gliederung der ganzen Verhältnisse in Pforta etwas beengend und drückend und war dort im Anfang still und in sich gekehrt. Die schlechte Beleuchtung der Schul- und Arbeitsräume verschlimmerte seine Kurzsichtigkeit stark. Im Turnen war er sehr ungeschickt, auch stieg ihm besonders hierbei das Blut leicht zum Kopfe. Die hohen Anforderungen, die in Pforta gestellt wurden, bewältigte er im übrigen mit Ausnahme der Mathematik spielend. Trotz seiner ausgedehnten Nebenbeschäftigung mit Musik — er war schon mit 16 Jahren (1860) begeisterter Wagnerianer — und seiner geradezu wissenschaftlichen Nebenstudien war er in den ersten Jahren ein Musterschüler. Im 16. Lebensjahre (1860) gründete er mit zwei Freunden die wissenschaftliche Vereinigung „Germania", in der sie sich gegenseitig zu regelmäßiger Lieferung wissenschaftlicher oder künstlerischer Arbeiten verpflichteten — eine Verpflichtung, die nur Nietzsche pünktlich einhielt. Diese geistige Überarbeit erhielt zwar in Pforta den Schulregeln gemäß in Wanderungen, Turnen und Schwimmen ein Gegengewicht, doch zeigte sich bei ihm vom 15. Lebensjahre (1859) eine gewisse Erschöpfbarkeit (Tagebuchnotiz: „Freude und Lust nimmt immer etwas mit"), vom 17. Lebensjahre 1861 an wurde er verschlossen und schwermütig (ein Tonstück, das er komponiert, betitelt er: „Schmerz ist der Grundton der Natur") und seine Leistungen in der Schule ließen nach, und im 18. Lebensjahre (1862) stellten sich trotz gesunden und kräftigen Aussehens häufig Erkältungen und Heiserkeit und öfters wiederkehrende, teilweise sehr heftige Augen- und Kopfschmerzen ein. Durch vieles Spazierengehen und Bäder in der Saale wurden die Beschwerden nach dreivierteljähriger Dauer behoben und vom Ende des 18. Jahres ab hatte N. seine alte fröhliche Stimmung, Gesundheit und Leistungsfähigkeit wieder und zeigte auch in der Schule den alten Eifer. April 1863, im 19. Lebensjahre, litt er an einer heftigen Erkältung mit Heiserkeit und Brustschmerzen, März 1864 an Heiserkeit mit grundloser Gemütsverstimmung. In den letzten Jahren in Schulpforta war ihm unter der Einwirkung der kritisch-philologischen Behandlung der biblischen Schriften, wie sie in Schulpforta üblich war, der strengchristliche Glaube verloren gegangen ohne wesentliche innere Kämpfe.

Mit 20 Jahren, Oktober 1864, bezog er, ein Bild von Kraft und Gesundheit, die Universität Bonn, um Philologie und der Mutter zuliebe auch Theologie zu studieren; vom zweiten Semester ab studierte er indessen nur noch Philologie. Er widmete sich mit großem Eifer dem Studium, trieb nebenher noch fleißig Musik und war eifriger Verbindungsstudent als Mitglied der Burschenschaft Frankonia, der er zu Beginn des Semesters mit Begeisterung beigetreten war. Als er aus dem Semester in die Ferien nach Hause kam, war er ein sehr kräftiger, blühender, gesunder, breitschultriger Mann, außerordentlich maßvoll in allen Dingen, von ruhiger Würde, zur Heiterkeit geneigt, sehr selbständig — alles in allem das Gegenteil eines nervösen aufgeregten Menschen; er übte fleißig Zimmergymnastik, ging viel spazieren und machte kalte Abreibungen und Waschungen. Auch im zweiten Semester Sommer 1865 setzte er seine intensive wissenschaftliche Arbeit fort, trieb viel Musik und beteiligte sich am Verbindungsleben. Hatte er im ersten Semester dieses Übermaß von Verpflichtungen und Arbeit ertragen, so gelang das jetzt nicht mehr ohne Folgen. Es entwickelte sich bei ihm ein ständiger Aufregungs- und Depressionszustand, es drückte ihn das Gefühl, nichts für die Wissenschaft und wenig fürs Leben, doch reichliche Schulden gewonnen zu haben; er fühlte sich immer fremder in der Verbindung, deren Leben ihm nicht gefiel; er versuchte reformierend einzugreifen, was natürlich ihm als Fuchs nicht zugestanden wurde, und es kam infolgedessen zu unangenehmen Differenzen. Unter diesen Einflüssen gesellte sich zu seiner nervösen Depression ein heftiger Rheumatismus, der mit Beginn des Semesters im linken Arm anfing, dann in beide Arme überging, „aus den Armen in den Hals kroch, von da in die Backe und in die Zähne" und ihm schließlich „täglich die stechendsten Kopfschmerzen" verursachte. Er war „durch diese fortwährenden Schmerzen sehr abgemattet und meistens ganz apathisch gegen Außendinge", lag viel zu Bett, auch in den glühenden Tagen des Juli und August. Er „brachte diesen Rheumatismus, der aber wieder aus dem Kopf nach den Armen kroch, mit in die Ferien nach Naumburg, was ihm die ersten Wochen recht verdarb, und war überhaupt nicht sehr heiter". Die melancholische Verstimmung hielt längere Zeit an. „Ich lernte damals", sagt er, „mit Behagen schwarzsehen".

Vom dritten Semester, Herbst 1865, ab bezog er die Universität Leipzig und widmete sich noch eifriger als vorher seinem Fachstudium. Er gründete mit einigen Freunden den „philologischen Verein", in dem er die hauptsächlichste wissenschaftliche Arbeit leistete, umfangreiche philologische Arbeiten ausführte und Vorträge hielt. Nebenher trieb er umfassende wissenschaftliche Nebenstudien, besonders philosophischer Art, viel Musik und besuchte fleißig das Theater. Aus seiner Bonner Verbindung trat er aus und beseitigte damit eine wichtige Ursache seiner Verstimmung, aber unter dem Übermaß von Arbeit blieb diese, ja sie steigerte sich noch unter dem Einfluß der Lektüre Schopenhauers, dessen Werke ihm damals bekannt wurden und verband sich mit nervöser Aufgeregtheit, die er noch dadurch steigerte, daß er 14 Tage lang erst um zwei Uhr zu Bett ging und um sechs Uhr wieder aufstand. Erst allmählich unter dem Einfluß „der Lockungen des Lebens, der Eitelkeit und des Zwangs zu regelmäßigen Studien", um die Ausdrücke N.s zu gebrauchen, machte der nervöse Zustand normalem Befinden Platz. Hierzu trug wohl auch wesentlich bei das ungewöhnliche Lob, das Ritschl seiner philologischen Erstlingsarbeit erteilte; er erklärte, noch nie von einem Studierenden des dritten Semesters etwas Ähnliches der strengen Methode, der Sicherheit der Kombination nach gesehen zu haben. „Nach dieser Szene", sagt N., „ging mein

Selbstgefühl in die Lüfte". „Einige Zeit ging ich wie im Taumel umher" — „ich empfand den Stachel des Lobes". Unter Fortsetzung des Übermaßes von Arbeit verliefen weiterhin die vier Leipziger Semester bei „Bärengesundheit"[1]).

Oktober 1867 trat N. beim Feldartillerie-Regiment in Naumburg zum einjährig-freiwilligen Militärdienst ein. Er suchte neben dem anstrengenden Dienst seine wissenschaftlichen Studien weiter zu betreiben, und stand zu diesem Zwecke schon um 4 Uhr morgens auf. Nach 5 Monaten zog er sich bei einer Übung eine Brustquetschung zu, die zu einem Abszeß mit langwieriger Eiterung führte, die erst nach mehrmonatiger Dauer und einer Solbadekur unter Abstoßung eines Sequesters ausheilte. Er wurde als zeitig dienstunfähig entlassen und nahm im Oktober 1868 seine Studien in Leipzig wieder auf. Während des Winters lieferte er eine überraschende Fülle wissenschaftlicher Arbeiten, außerdem fertigte er ein wissenschaftliches Inhaltsverzeichnis für die Zeitschrift des Prof. Ritschl an, das $1^1/_2$ Jahre lang außerordentlich viel Arbeit kostete, und bereitete sich vom Januar 69 ab auf den Antritt der Professur in Basel vor, die ihm im Alter von 24 Jahren, noch bevor er irgendein Examen gemacht hatte, übertragen worden war. Ritschl hatte ihn dazu empfohlen; seine Arbeits-

---

[1]) Möbius wermutet eine syphilitische Ansteckung vor 1870. Für diese Vermutung fehlt jede tatsächliche Unterlage. Möbius stellt sie auf zur Begründung seiner Annahme, daß die Krankheit, die bei N. mit dem Anfall von Ende 1888 einsetzte, die progressive Paralyse gewesen sei, die bekanntlich eine Nachkrankheit der Syphilis ist. Aber abgesehen von dem Fehlen aller wirklichen Tatsachen in dieser Hinsicht ist Möbius' Vermutung auch im höchsten Grade unwahrscheinlich. Wer es als Arzt auch nur einmal erlebt hat, welche Depression die Diagnose „Syphilis" bei jedem Gebildeten und feiner Empfindenden hervorruft, der wird es für ganz ausgeschlossen halten, daß N. mit dem Bewußtsein der frischen syphilitischen Ansteckung auf seine Angehörigen den Eindruck der „Bärengesundheit" hätte machen und daß er in diesem Bewußtsein noch hätte viel arbeiten können. Und damals, wo die Heilaussichten der Syphilis ganz wesentlich geringer waren als jetzt, wirkte diese Diagnose noch viel erschütternder. Vor allem aber hätte ein so feinfühliger und gewissenhafter Mann wie N. niemals, im Bewußtsein syphilitisch zu sein, den Heiratsantrag vom Jahre 1876 gemacht.

kraft war derart erstaunlich, daß sie R. zu der Äußerung veranlaßte: „N. kann alles, was er will."

Die Basler Professur war mit der Verpflichtung verbunden, in der dortigen höheren Lehranstalt den griechischen Unterricht zu geben. Neben dieser Doppelverpflichtung blieb sich seine literarische Produktion gleich. Seine blühende kräftige Gesundheit bewältigte diese enorme Arbeitslast. Doch fühlte er sich häufig sehr angegriffen, auch war ihm von Anfang an das windige unbeständige Klima Basels „mit seinem ewigen feuchten Gedusel" unangenehm. Im ersten Jahre litt er außerdem recht schwer unter der Einsamkeit. Am 15. Mai 1869 besuchte er Richard Wagner, den er schon in Leipzig kennen gelernt hatte, in Tribschen am Vierwaldstättersee; damit begann ein lebhafter Verkehr und eine herzliche Freundschaft. Diese wurde für N. durch den Genuß des Verkehrs mit den genialen, ihm an geistiger Bedeutung gleichen Persönlichkeiten Wagners und seiner Frau ein Quell reinsten Glücks. Das frohe Schaffen N.s wurde unterbrochen durch den deutsch-französischen Krieg. Nach den ersten Schlachten fühlte N. sich verpflichtet, obgleich er als Basler Professor Schweizer hatte werden müssen, sich seinem Vaterlande zur Verfügung zu stellen. Seine Basler Behörde erlaubte ihm jedoch nur, sich zum Dienst als Krankenpfleger zu melden. Nach seiner Ausbildung hierzu ging er mit einem Auftrag ins Feld, der ihn zu sehr anstrengenden Märschen über die Schlachtfelder von Metz zwang, und kam mit einem Transport von Ruhr- und Diphtheriekranken zurück, deren Pflege überaus hohe Ansprüche an ihn stellte. Er erkrankte selbst sehr schwer an Ruhr und Diphtherie. Nach Heilung der Erkrankung blieb längere Zeit eine große Körperschwäche zurück. Zu ihr gesellte sich eine tiefe Depression infolge der Kriegseindrücke, sein Herz war beim Anblick der Schlachtfelder „von Mitleid fast gebrochen": es „hatte sich", sagt er, „die Atmosphäre der Erlebnisse wie ein düsterer Nebel um mich gebreitet", noch monatelang hörte er das Stöhnen und den klagenden Jammerschrei der Verwundeten. In diesem Zustande der Erschöpfung und Depression trat er nach kurzer Erholung Anfang

November 1870 wieder sein Amt in Basel an und stürzte sich, wie er sagt, „mit wahrer Begierde in die Wissenschaften". Er arbeitete Tag und Nacht. Neben seiner fachwissenschaftlichen Arbeit beschäftigte ihn die Ausarbeitung seines Buches „Die Geburt der Tragödie aus dem Geiste der Musik". Die Probleme desselben hatte er schon vor den Mauern von Metz in kalten Septembernächten mitten im Dienst der Krankenpflege durchgedacht. In seiner damaligen Begeisterung für die Musik Wagners sah er in dessen Musikdrama die Wiederauferstehung der antiken Tragödie und in der Verehrung für seinen, damals mit seiner Kunst ganz allein stehenden Freund empfand er das Bedürfnis, für diesen etwas Entscheidendes zu tun. So entstand der Gedanke der Verquickung der antiken Tragödie mit dem Wagnerschen Musikdrama, wie er in dem Buche durchgeführt ist. Diese Verquickung war für N. doch nicht ganz ohne ein gewisses Opfer seiner Überzeugung möglich; er litt, wie er später sagte, unter der „Mühe und Qual, gegen die von allen Seiten andringenden Vorstellungen sich rein zu erhalten" und unter der „enormen Aufgabe" gegenüber Wagner, die „in seinem Innern viele und schwere Kontristationen verursachte". So wurde die Abfassung dieses Buches für ihn zu einer ständigen Quelle innerer Erregungen stärkster Art.

Er brach denn auch mitten in der Ausarbeitung desselben zusammen, erkrankte Januar 1871 plötzlich an Gelbsucht, Darmentzündung mit Hämorrhoidalleiden und Schlaflosigkeit, und mußte Urlaub nehmen; wie schwer der Zustand war, zeigt die Tatsache, daß ein Absagetelegramm seiner Schwester, die ihn begleiten sollte, einen Anfall von Zittern und Erbrechen hervorrief. Er ging nun auf zwei Monate zur Erholung nach Lugano, wo sein Befinden trotz Weiterarbeit an seinem Buche sich schnell besserte; am hartnäckigsten erwies sich die Schlaflosigkeit. Am 10. April kehrte er nach Basel zurück und stürzte sich wieder in seine Berufs- und schriftstellerische Arbeit, vollständig erholt, doch verblieben Kopf- und Augenschmerzanfälle, die sich alle zwei bis drei Wochen wiederholten, außerdem eine Neigung zu Magenverstimmungen und Schlaflosigkeit. Auch war er entschieden noch abnorm reizbar, denn bei der

Nachricht von dem Kommune-Aufstand in Paris und dem Brand des Louvre (23. Mai) war er „einige Tage völlig vernichtet und in Tränen und Zweifel aufgelöst" und nach 10-wöchiger Berufstätigkeit fühlte er sich wieder recht angegriffen. Ende des Jahres 1871 erschien das Buch und erregte bei Wagner, der sich in eine ganz ungeahnt großartige Beleuchtung gestellt sah, und bei Frau Cosima große Freude, in den wissenschaftlichen Kreisen N.s aber ungeheure Befremdung, es wurde als ein Angriff auf die herrschende Lehrweise betrachtet, keine einzige Zeitschrift wagte eine Besprechung zu bringen. Es erschien aus Fachkreisen ein hämischer, mit niedrigen Mitteln arbeitender Angriff, gegen den indessen Wagner und ein Freund N. öffentlich in Schutz nahmen. N. hatte sich durch sein Buch für Berufungen an andere Universitäten unmöglich gemacht, es wurde sogar vor dem Besuch seiner Vorlesungen von anderen Universitäten her gewarnt, so daß er in den nächsten Semestern kaum Zuhörer hatte. Zudem gewann er selbst allmählich die Überzeugung, daß das Opfer, das er seiner Freundschaft mit Wagner in dem Buche gebracht hatte, tatsächlich zu groß gewesen war, daß er „durch das Hineinziehen der Wagnerschen Musik eines der merkwürdigsten Probleme des Griechentums geradezu verdorben" habe. So wurde seine literarische Tat für ihn zu einer Quelle ständiger neuer Erregungen.

Infolgedessen fühlte er sich in den ersten Wochen des neuen Jahres 1872 stark angegriffen und hatte Angst vor der Rückkehr des vorjährigen Zustandes. Die unverändert große Arbeitslast, in die er sich sofort wieder hineingestürzt hatte, verursachte am Schlusse des Winterhalbjahrs die gewöhnliche Erschöpfung, das Wetter mehrere Schnupfenanfälle; der Abschied Wagners von Tribschen bewegte ihn schmerzlich. Doch griff ihn ein dreitägiger Besuch in München, wobei er zweimal die Nacht durchreiste, zwei Tristanaufführungen mitmachte und den ganzen Tag in Gesellschaft war, gar nicht an. So verlief das Jahr 1872 ziemlich günstig, nur traten im Herbst die Kopfschmerzen hie und da (29. September auf der Reise in Chur) recht heftig auf und störten den Schlaf, auch klagte er gelegentlich der literarischen Angriffe über die „absurde Reizbarkeit seiner Haut gegen kleine Striche", doch fand ihn zur selben Zeit ein Freund (Prof. Deussen), der ihn besuchte, „feurig, elastisch, selbstbewußt, wie ein junger Löwe".

Einen heftigen Stoß erhielt sein Befinden Anfang 1873 durch eine Grippeerkrankung, die einen Monat dauerte und einen Zustand von Schlaflosigkeit, ähnlich dem des Kriegswinters 1870/71 hinterließ mit heftigen Augen- und Kopfschmerzen und Magenstörungen, Anfälle, die als Migräne bezeichnet wurden, obgleich der Kopfschmerz nicht einseitig war. Außerdem bekümmerte ihn schwer die Unsicherheit des Wagnerschen Unternehmens in Bayreuth; die Sorge hierüber machte ihn bei einem Besuche dort Ostern 1873 bei sonstigem körperlichen Wohlsein „höchst schwermütig". Um sich arbeitsfähig zu erhalten bei dem unglaublichen Umfange, den seine fachwissenschaftlichen und philosophischen Studien und Arbeiten angenommen hatten, gebrauchte N. viele Schlafmittel. Schließlich wurden indessen die Anfälle doch so heftig, daß gegen sie in der Annahme, daß sie von den Augen ausgingen, eine Atropinkur unternommen wurde (Mai); dieselbe bewirkte indessen nur eine Milderung, keine Beseitigung derselben. Auch während eines Sommeraufenthaltes in Flims kehrten diese „akkommodativen Krämpfe der Sehmuskeln" wieder trotz Ruhe und täglichen kalten Bädern. Die Ruhe war indessen doch nicht vollständig, denn N. vollendete hier die erste der „Unzeitgemäßen Betrachtungen": „David Strauß, der Bekenner und Schriftsteller", in der er diesen als Typus des „Bildungsphilisters" geißelte. Das Buch erschien August 1873 und erregte heftigen Widerspruch. Auch sonst war das Jahr 1873 reich an Produktionen. N. stand also ständig in der Erregung des Kampfes und in einem Übermaß von Arbeit. Diese war für ihn um so anstrengender, als er auch das Mechanische, die Schreibarbeit, hierbei immer selbst erledigte, da er sich nicht zum Diktieren entschließen konnte. Mit Recht legt seine Schwester diesem Umstand große Bedeutung bei, da seine Kurzsichtigkeit ungewöhnlich hochgradig war; sie schwankte zwischen Nr. 2 und 3, also zwischen 13 und 20 Dioptrien. „Seiner großen Kurzsichtigkeit wegen", schreibt sie, „mußte er beim Schreiben den Kopf so weit vorbeugen, daß stets Blutandrang nach dem Kopf und eine Ermüdung des Nackenwirbels eintrat." Unter diesen Umständen traten von nun an alle drei bis vier Wochen, in schlimmen Zeiten viel öfter, fatale Kopfschmerzanfälle auf. Im Herbst 1873 verursachte auch der Magen viele Unannehmlichkeiten. So war er bis Ende des Jahres recht elend. In den Weihnachtsferien bei seiner Mutter in Naumburg erholte er sich allerdings „besonders mit den Nerven" sichtlich. „Die Unterbrechung der gewohnten Lebensweise, die Schonung der Augen, die Veränderung des Klimas, das behagliche heitere Zusammensein und Mamas gute Süppchen hatten alle", wie seine Schwester meint, „ihren Anteil an dieser Besserung — vielleicht auch die Freude an der so glücklich vollendeten zweiten Unzeitgemäßen, deren Vorlesung ihm die Überzeugung gegeben hatte, daß sie gut gelungen sei."

Die Besserung hielt auch noch in der zweiten Hälfte des Winters in Basel an; er glaubte jetzt die richtige Lebensweise gefunden zu haben und war im reichsten Schaffen (Febr. 74). Doch gab der Tod von David Strauß Anfang 1874 seinem feinfühligen Gemüt Anlaß zu Selbstvorwürfen, weil er, übrigens ohne Grund, fürchtete, der Kummer über seinen Angriff habe zu dessen Tode beigetragen. „Ich hoffe sehr," schreibt er mit Bezug hierauf, „daß ich ihm die letzte Lebenszeit nicht erschwert habe, und daß er, ohne etwas von mir zu wissen, gestorben ist. Es greift mich etwas an." Februar 1874 erschien die zweite „Unzeitgemäße Betrachtung": „Vom Nutzen und Nachteil der Historie für das Leben", die von den Fachgenossen kühl und gleichgültig aufgenommen wurde. Besonders schmerzte ihn das fast völlige Schweigen Wagners zu seinen beiden letzten Schriften. Durch kleine Vorkommnisse genährt, entstand in ihm langsam das furchtbare Gefühl, daß man ihn in Bayreuth nur als Wagnerschriftsteller betrachtete. Andererseits litt er außerordentlich unter der Tatsache, daß das Bayreuther Unternehmen Anfang 1874 gescheitert zu sein schien. Unter diesen Umständen schwankte sein Befinden auf und ab: schon Ende Januar stellte sich ein großes Ruhebedürfnis ein, ständig war große Vorsicht und Regelmäßigkeit notwendig. Am 26. März 1874 schreibt er: „Ich leide wirklich zu viel und kann wirklich froh sein, wenn ich körperlich krank bin, denn dann kann ich mir einbilden, es wäre mir zu helfen; was ich jetzt, wo ich nicht einmal die Krankheit als Vorwand habe, freilich für unmöglich halte. Aber es hilft nichts, man läuft seinen Lebensweg weiter, ich entlade mich durch gedruckte Verwünschungen und will jetzt wieder an die Nr. 3 meiner Unzeitgemäßen gehen." Im April war er in mißmutiger Stimmung, vorzüglich über sich selbst, auf der Pfingstreise vergnügt, im Juni bei weiterer Ausarbeitung der dritten „Unzeitgemäßen Betrachtung" „Schopenhauer als Erzieher" wurde ihm immer leichter, heller, froher, doch trat bei Umarbeitung des letzten Abschnitts derselben wieder die „unvermeidliche Angegriffenheit und Seelenerschütterung, die ein solches Sinnen und Wühlen im Tiefsten mit sich bringt", ein. Im Laufe des Jahres 1874 wurde das Bayreuther Unternehmen durch die Hilfe König Ludwigs von Bayern endgültig gesichert zur größten Freude N.s. August 1874 war N. bei Wagner in Bayreuth zu Gast in bestem Wohlsein. Doch beleuchtete eine kleine Episode blitzartig den sich entwickelnden Gegensatz zwischen den beiden Freunden. Über das Triumphlied von Brahms, das N., erfreut über dessen schöne Musik, mitgebracht hatte, kam es zu einer unschönen Explosion Wagners, der fremde Größen neben sich nicht anerkennen konnte. Gerade gegen derartige Charakterschwächen war N. ganz besonders empfindlich. Er klagt selbst über seine „vollkommen unheimliche Reizbarkeit" gegenüber dem „vielen verborgenen Schmutz auf dem Grunde mancher Natur", „der Ekel am Menschen — war immer meine größte Gefahr", „meine Humanität ist eine beständige Selbstüberwindung".

Der Winter 1874/75 verlief gesundheitlich bei stets gleichbleibender Fülle von Arbeit und heiterer Geselligkeit verhältnismäßig gut. Doch verband sich mit der gewöhnlichen Erschöpfung am Ende des Wintersemesters ein unerwartetes

Ereignis: die Enttäuschung über einen Freund machte ihn vollkommen unglücklich und rief einen 30stündigen Kopfschmerzanfall mit vielem Erbrechen hervor. Damit begann eine recht unbehagliche Krankheitszeit mit häufigen Kopfschmerz- und Magenanfällen. Dieselbe wurde nicht wesentlich gebessert durch kurze Erholungsreisen nach Bern-Schänzli (Ostern) und Baden-Baden (Pfingsten), wo in den Gesprächen mit seiner Schwester, die längere Zeit bei der Familie Wagner gewesen war, seine Abweichung von Wagners Kunstansichten deutlicher hervortrat. Der Magen war ständig in wahrhaft kläglicher Verfassung: fast wöchentlich gingen dadurch zwei Tage verloren. Er begab sich deshalb im Sommer 1875 in die Behandlung des Magenarztes Dr. Wiel in Steinabad. Über dessen Diagnose schreibt N.: „Mein Leiden ist erkannt als chronischer Magenkatarrh mit bedeutender Erweiterung des Magens. Diese Erweiterung bringt überdies Blutstauungen mit sich, wobei die Ernährung des Kopfes mit Blut auch zu kurz kommt." Der spätere Verlauf hat diese Auffassung als irrtümlich erwiesen. Auch Dr. Wiel änderte seine Auffassung, als sich nach vier Wochen keine Besserung zeigte und besonders die „gräßliche" Übersäuerung noch nicht behoben war, und faßte das Leiden, ebenso wie Prof. Immermann in Basel, als nervöses Magenleiden auf. Im ganzen besserte doch die Kur den Zustand des Magens etwas, die nervösen Beschwerden aber nicht wesentlich. Erst die Einrichtung eines eigenen Haushalts mit seiner Schwester, in dem die Diät sorgfältig seinem Zustande angepaßt und auch sonst seine Lebensweise geregelt wurde, besserte seinen Zustand bei gleichzeitiger vieler Bewegung und kalten Bädern. Er fühlte sich von Mitte August bis Mitte November 1875 vollkommen gesund und war in der übermütigsten Stimmung. Er stürzte sich nun wieder mit der ganzen Vehemenz seiner Natur in eine Überfülle neuer Arbeiten. Diese Überarbeit wirkte besonders verhängnisvoll durch den inneren Konflikt, der für N. mit der Abfassung der vierten „Unzeitgemäßen Betrachtung" „Richard Wagner in Bayreuth" verbunden war. Entstanden war die Schrift aus dem

Bedürfnis N.s, bei der großen Teilnahmlosigkeit der deutschen gebildeten Welt für das Bayreuther Unternehmen für seinen Freund etwas Außerordentliches zu tun und ihm ein weithin sichtbares Zeichen seiner Freundschaft und Dankbarkeit zu geben. Erschwert wurde sie durch den ihm seit vier Jahren immer klarer werdenden Gegensatz seiner künstlerischen Auffassung zu der Wagners und durch dessen Unduldsamkeit. Wagner ertrug um sich herum nur unbedingte Anhänger und schätzte jeden seiner Freunde nur danach, inwieweit er seiner Sache nütze. Mit feiner Witterung mißtraute er N. immer mehr, in der Besorgnis, daß „dieser Nietzsche seine eigenen Wege ging". Die Einengung der persönlichen Freiheit, die in dieser Eigenart Wagners lag, war aber für N.s nach unbeschränktester Unabhängigkeit strebenden Geist und für seine unerbittliche Wahrheitsliebe eine unerträgliche Fessel. Der Widerstreit dieser Empfindungen machte ihm die Abfassung der Schrift besonders schwierig und wirkte auf ihn, wie er selbst fühlte, als Krankheitsursache. „Unsereins", sagt er mit Bezug hierauf, „leidet nie rein körperlich, sondern alles ist mit geistigen Krisen tief durchwachsen". Die Wirkung von diesem allem war, daß ihn „die chronische Quälerei", wie er seine Anfälle nennt, „alle zwei Wochen fast zwei ganze Tage, mitunter noch länger, packte", und schließlich führten mitten in der Ausarbeitung der Wagnerschrift kurz nach Weihnachten 1875 die Intensität seiner Empfindungen, die geistige Überanstrengung, die Ermüdung seiner Augen und der üble Einfluß des Basler Winterklimas den Zusammenbruch herbei in Form eines vier Tage währenden Anfalls von geradezu entsetzlichen Kopfschmerzen mit Erbrechen, dem nach kurzen Unterbrechungen gleiche Anfälle folgten; in den Zwischenpausen blieb Schwäche und Müdigkeit, doch ohne eigentliche Nervosität, zurück. Der Zustand war sehr ernst und besorgniserregend.

Trotzdem gab N. seine Vorlesungen weiter, bis er Anfang März 1876 gezwungen war, dieselben einzustellen. Er ging mit einem Freunde nach Montreux, wie er es selbst ausdrückt, „namentlich auch moralisch krank". Das Wetter in Montreux war schlecht, sein Freund auch mißgestimmt. Die gute Wirkung der Ausspannung zeigte sich erst am Schluß der Reise, ja eigentlich erst in Basel nach seiner Rückkehr. Da erst besserte sich sein Zustand, seine Depression, sein Hang „gegen sich selbst ungerecht zu sein" verlor sich, „er fand das gute Gewissen wieder", war „viel gesünder und recht innerlich befreiter, hoffnungsvoller" und trat das neue Semester, das ihm ungewöhnlich viele Zuhörer brachte, frisch und arbeitslustig an. Ein Korb, den er sich auf seinen ersten und einzigen Heiratsantrag holte, bewirkte nur eine Depression von einigen Tagen. Juni 1876 beendete er in Badenweiler seine Wagnerschrift. Er war selbst von ihr unbefriedigt. „Es ist", schreibt er, „als ob ich wieder einmal mich selber aufs Spiel gesetzt hätte." Während des Druckes quälte ihn ständig der Gedanke: „War nicht doch zwischen den Zeilen manches zu lesen, was Wagner allerhand verraten konnte?" Noch nicht ganz erholt von den Erschütterungen bei der Ausarbeitung seiner Schrift, reiste er Mitte Juli 1876 zu den Nibelungen-Festspielen nach Bayreuth. Hier kam es zu einer, wie er selbst sagt, „grenzenlosen Enttäuschung", zu deren Ertragung er „alle Fassung zusammennehmen mußte". Er hatte zwei Jahre lang Wagner nicht gesehen, vier Jahre lang nichts von ihm aufgeführt gesehen. Von den späteren Werken Wagners kannte er von der Bühne her nur die „Meistersinger" und „Tristan und Isolde", die „Nibelungen" nur aus dem Klavierauszug. Das Geräuschvolle, Melodieenlose, Sinnliche, Aufdringliche, Langausgedehnte der Musik des Nibelungenrings enthüllte sich für ihn bei den Proben plötzlich als „Décadence", als „Romantik", als das Gegenteil des Klassischen. „Die Überfülle des Häßlichen, Verzerrten, Überwürzten", sagt er, „stieß mich heftig zurück". Bedenken wir seine frühere langjährige Wagnerbegeisterung und die Tatsache, daß der Musikstil von „Tristan und Isolde" genau der gleiche ist wie der der „Nibelungen", so genügt offenbar das rein Sachliche nicht zur Erklärung des plötzlichen Umschwungs. N. war im Laufe der letzten Jahre zu erschöpft und reizbar geworden für die Wagnersche Musik, er vertrug die „langen Kunstabende", über die er klagt, nicht mehr; er spricht das später (1886) einmal selbst aus mit den Worten:

„Ein Mensch, der mir gleichgeartet ist, profondément triste," „kann es auf die Dauer nicht mit Wagnerischer Musik aushalten. Wir haben Süden, Sonne, um jeden Preis helle harmlose unschuldige Mozartische Glücklichkeit und Zärtlichkeit in Tönen nötig." Hinzu kam sofort nach der Ankunft ein Kopfschmerzanfall mit folgender Abspannung, der sich nach wenigen Tagen wiederholte, die Generalproben ermüdeten und erschöpften ihn. Nach wenigen Tagen reiste er plötzlich ab nach Klingenbrunn im Böhmerwald, wo er „seine Melancholie wie eine Krankheit mit sich herumtrug", kehrte aber vor der Aufführung des ersten Zyklus wieder nach Bayreuth zurück. Jetzt war Bayreuth voller Fremden, unter denen ein großer Teil der damaligen Wagnerianer durch ihre Beschränktheit, Unduldsamkeit und Selbstverherrlichung auffiel. Seiner Reizbarkeit fielen gerade diese Züge in die Augen und die Befriedigung, mit der nach endlich errungenem Siege Wagner den Mittelpunkt dieses Kreises bildete und sich feiern ließ. Auf diesem Boden erwuchsen die Ideen des Buches „Menschliches, Allzumenschliches", das er damals begann. Kopfschmerzen hatte er damals sehr wenig, aber er schob sie häufig vor, um sein Nichterscheinen bei Wagner zu entschuldigen — eine Unaufrichtigkeit, zu der gezwungen zu sein ihn verstimmte. Rückschauend auf diese Zeit schreibt er im Sommer 1886 von einer „plötzlichen Verachtung" und „Einsicht in sich", die ihn überkommen habe: „ich ging den Weg der Erkenntnis um jeden Preis mit einer Härte, mit einer Ungeduld der Neugierde und auch mit einem Übermute, daß es mir auf Jahre hinaus die Gesundheit verdarb", „der Antrieb war wie ein Befehl". „Eine große, immer größere Loslösung" war die Folge, „ich war oft krank daran. Aber mein Entschluß blieb stehen, und selbst krank machte ich noch die beste Miene zu meinem Spiele". Nach der Rückkehr von Bayreuth unternahm er zuerst in Basel wieder eine fünfwöchige Augenkur mit Atropin und trat dann zur endlichen Behebung seines Leidens eine längere Erholungsreise an, zu der er einen einjährigen Urlaub erbeten hatte. Dieselbe führte ihn Anfang Oktober nach Bex, von dort Ende Oktober über Genua, wo er drei Tage krank lag, nach

Sorrent, wo er u. a. auch Seebäder nahm. November war auch Wagner mit seiner Familie dort, mit dem sich ein reger, aber etwas schwieriger Verkehr entwickelte. „Wagners Nähe ist nichts für Kranke", schrieb N. später bezeichnenderweise. Hier fühlte und durchlebte N. zuerst die völlige Entfremdung von Wagner infolge der Mitteilungen desselben über sein neues Werk, den „Parsifal". Wagner, der schroffe Atheist, als der er sich immer in Tribschen gezeigt hatte, sprach ihm nun von christlichen Erfahrungen, die er gemacht hatte. Wie das auf N. wirkte, geht aus seiner Äußerung hierüber hervor: „Ich bin nicht imstande, irgend eine Größe anzuerkennen, welche nicht mit Redlichkeit gegen sich verbunden ist: die Schauspielerei gegen sich flößt mir Ekel ein; entdecke ich so etwas, so gelten mir alle Leistungen nichts; ich weiß, sie haben überall und im tiefsten Grunde diese Schauspielerei." Gleichzeitig arbeitete er ständig an seinem neuen philosophischen Werke, und so war das Leben in Sorrent für ihn eine ständige Kette von inneren Erregungen. Dementsprechend besserten sich seine Beschwerden nicht, im Winter trat sogar wieder eine Verschlimmerung ein, wenn auch nicht so stark wie im Jahre vorher in Basel.

Die Verschlimmerung dauerte bis zum Frühjahr 1877 und zwang ihn, zeitweise das Lesen und Schreiben einzustellen. Im Mai reiste er ab, von der bedrückenden Schirokkoluft vertrieben. Auf der Meerfahrt litt er furchtbar unter Seekrankheit, Kopfschmerzen und Schlaflosigkeit — ein Zustand, der auch in Genua noch einen Tag anhielt, und den er genau gleich seiner schlimmsten Krankheitszeit fand. Er gebrauchte nun die Kur in Pfäffers und Ragaz und ging von hier nach Rosenlaui. Aber auch hier lag er viel krank zu Bett wie in Sorrent und schleppte sich tagelang unter Schmerzen umher; er ertrug indessen in der dünneren Luft des Hochgebirges diese Beschwerden leichter. Daß trotz der langen Ausspannung der Zustand der gleiche blieb, wird verständlich, wenn wir hören, daß er einen ganzen Berg von Manuskripten mit nach Basel zurückbrachte, die in Klingenbrunn, Basel, Sorrent und Rosenlaui entstanden waren, und wenn wir die ungelösten Konflikte bedenken, in die ihn seine Schriftstellerei gebracht hatte und immer mehr hineinbrachte. Er selbst durchschaute wenigstens später sehr klar diesen seelischen Ursprung seines Krankheitszustandes: „Im übrigen", schreibt er am 3. Febr. 1882, „habe ich meine Wagnerschwärmerei teuer bezahlen müssen. Hat mir diese nervenzerrüttende Musik nicht meine Gesundheit verdorben? Und die Enttäuschung und der Abschied von Wagner — war das nicht lebensgefährlich? Habe ich nicht fast sechs Jahre gebraucht, um mich von diesem Schmerz zu erholen?" „Meine sehr problematische Nachdenkerei und Schriftstellerei hat mich bis jetzt immer krank gemacht; solange ich wirklich Gelehrter war, war ich auch gesund; aber da kam die nervenzerrüttende Musik und die metaphysische Philosophie und die Sorge um tausend Dinge, die mich nichts angehen." Im September kehrte er nach Basel zurück und nahm nach einjähriger Unterbrechung mit Beginn des Wintersemesters seine amtliche Tätigkeit wieder auf. Er befand sich anfangs ziemlich wohl in den geordneten Verhältnissen des eigenen von seiner Schwester geleiteten Haushalts.

Nach Weihnachten setzten aber genau wie vor zwei Jahren die Kopf- und Augenschmerzen wieder mit großer Heftigkeit ein. Eine vierwöchige Kur in Baden-Baden (Ostern 1878) war erfolglos. Er sah sich deshalb genötigt, seine vorgesetzte Behörde um Entlastung wenigstens von einem Teil seines Dienstes zu bitten: die Unterrichtsstunden am Pädagogium wurden ihm erlassen. Mai 1878 erschien „Menschliches, Allzumenschliches". Während des Druckes empfand N. „tiefe Bangigkeit, wie es wohl auf die Freunde," vor allem auf Wagner, „wirken würde". Er wollte deshalb anfangs das Buch pseudonym erscheinen lassen und schwächte, nachdem diese Absicht fallen gelassen war, manche gegen Wagner gerichtete Spitzen ins Unpersönliche ab. Die Wirkung auf die Freunde und Verehrer war denn auch erstarrend. Durch eine seltsame Ironie des Zufalls kreuzten sich die Widmungsexemplare seines Buches für Wagner und Cosima mit dem Widmungsexemplar des „Parsifal" für ihn, des „Parsifal", der für N. „jede Hoffnung, ja jede Möglichkeit zerstörte". Wagner sowohl wie N. schwiegen. Juli 1878 griff Wagner ihn sogar in den Bayreuther Blättern unter dem Titel „Publikum und Popularität" an und vollzog damit endgültig den Bruch. Cosima faßte ihr Urteil im Februar 1879 in einem Briefe an N.s Schwester zusammen in die Worte: „Oh du Armseliger." Das Jahr 1878 rechnete N. später (Juli 1881) zu den Zeiten seines Lebens, wo er „einen kräftigenden Zuspruch, einen zustimmenden Händedruck wie das Labsal aller Labsale empfunden hätte — und gerade da ließen ihn alle im Stich". Er blieb unbewegt, hatte er doch schon vorher alle Schmerzen der Trennung durchgekostet, doch litt er noch lange daran. Das Gefühl, mit Wagner das Einzige verloren zu haben, was er verehren konnte, nagte Tag und Nacht an seinem Herzen und an seiner Gesundheit. Zwar war er nun ein „freier Geist" und hatte „das Gefühl, zum ersten Male öffentlich sein Ideal und sein Ziel bekannt zu haben, das keiner sonst hat, das fast niemand verstehen kann, und dem nun ein armes Menschenleben genügen soll", doch sagt er rückschauend auf diese Zeit: „Als ich allein weiter ging, zitterte ich; nicht lange darauf war ich krank, mehr als krank, nämlich müde — müde aus der unaufhaltsamen Enttäuschung über alles." Unter diesen Umständen entwickelte sich ein ständiger Erschöpfungszustand mit immer häufigeren und immer schwereren Schmerzanfällen. Besuche und kurze Reisen riefen heftige, Unterhaltung zu mehreren, Regenwetter und Hitze, selbst die Vorlesungen, schon leichtere Anfälle hervor. Ein Sommeraufenthalt in Grindelwald und Interlaken war ohne jeden Erfolg.

Nach Weihnachten erreichte der Krankheitszustand wieder seinen Höhepunkt: er war „vor Schmerz und Erschöpfung halbtot"; ein Anfall folgte dem andern; es war ein jammervoller Winter. Trotzdem keine Arbeitspause; im Gegenteil unermüdliches Schaffen; die Vorlesungen empfand er geradezu „als Wohltat" und „geistige Ressource" — offenbar weil sie seinen Geist ablenkten; dieselben wurden auch nach den Weihnachtsferien mit Mühe durchgesetzt. Selbst die Sonntage wurden zu schriftstellerischer Arbeit benutzt. Im März 1879 erschien ein

Nachtrag zu seinem letzten Buch unter dem Titel: „Vermischte Meinungen und Sprüche." Auch jetzt wieder schwiegen die Freunde oder schrieben verlegene Briefe. Ein Osterferienaufenthalt in Genf brachte keine Erholung. Nach der Rückkehr steigerte sich der Zustand zu einer furchtbaren Krisis mit Anfall über Anfall und schließlich beständigen, aber periodisch an Stärke wechselnden, heftigen Kopf- und Augenschmerzen mit tagelangem Erbrechen. Während es sonst immer für jedermann erstaunlich gewesen war, daß N. trotz aller Leiden immer noch besser und robuster aussah, als viele Gesunde, war er jetzt ein gebrochener, müder, gealterter Mann. In diesem Zustande erbat er seinen Abschied als Universitätsprofessor. Von vier Ärzten hatten zwei ein Kopfleiden, zwei die Überanstrengung der Augen als die Ursache seiner Schmerzen bezeichnet; unter den letzteren war der berühmte Graefe in Halle. Sein Gutachten bestimmte ihn zur Einreichung seines Abschiedsgesuches. Es wurde ihm sofort gewährt unter Zubilligung einer Pension von 3000 Frs. Er ging nun geradezu im Gefühl des herannahenden Todes mit seiner Schwester zur Erholung nach Bremgarten bei Bern. Mit dem Verlassen von Basel war indessen der schlimmste Krankheitszustand zu Ende. Trotz seiner hochgradigen Erschöpfung wanderte er viel umher. Nach drei Wochen war er etwas gekräftigt, wenn auch noch schwach und elend. Ende Juni ging er nach St. Moritz; hier im Hochgebirge ertrug er seinen Zustand besser, wenn auch jeder Tag seine Elends-Geschichte hatte. Allmählich kam der Magen bei vorsichtiger Kost zuerst in Ordnung, doch kamen immer noch schwere Anfälle von Kopf- und Augenschmerzen, die ihn tagelang ans Bett fesselten. Auch während dieser schweren Zeit ruhte er nicht, in St. Moritz entstand die Schrift: „Der Wanderer und sein Schatten." Trotzdem schritt die Besserung fort und im September war er wieder frisch und elastisch und hatte seine gesunde Gesichtsfarbe, seine stramme, stattliche Haltung wiedergewonnen. Er gedachte nun fortan den Sommer im Hochgebirge, den Winter bei seiner Mutter und Schwester in Naumburg zu verbringen. Doch hier stellte sich mit Anbruch des Winters das alte Elend wieder ein. Obgleich sein letztes

Buch, das Weihnachten erschien, bei den Freunden diesmal warmes Entzücken hervorrief, obgleich er keinen Beruf hatte und kein Buch schrieb, quälte ihn ständiger Kopfdruck und Depression mit geistiger Arbeitsunfähigkeit, und die Schmerzen erreichten eine Höhe wie nie zuvor, sein „Zustand war wieder zum Entsetzen, die Tierquälerei abscheulich". Er war ver-verzweifelt, hoffnungslos; das Jahr 1879 hatte ihm 118 schwere Anfallstage gebracht; es bemächtigte sich seiner heftige Todessehnsucht. Rückblickend schildert er später diesen Zustand: „Dieses Stück Wüste, Erschöpfung, Unglaube, Vereisung mitten in der Jugend, dieses eingeschaltete Greisentum an unrechter Stelle, diese Tyrannei des Schmerzes, überboten noch durch die Tyrannei des Stolzes, der die Folgerungen des Schmerzes ablehnte — diese radikale Vereinsamung als Notwehr gegen eine krankhaft gewordene Menschenverachtung, diese grundsätzliche Einschränkung auf das Bittre, Herbe, Wehetuende der Erkenntnis, wie sie der Ekel verordnete, der aus einer unvorsichtigen geistigen Diät und Verwöhnung — man heißt sie Romantik — allmählich gewachsen war — oh, wer mir das alles nachfühlen könnte!"

Aber mit ungeheurer Energie raffte er sich auf und eilte nach dem Süden. Er begann damit einen leidenschaftlichen Kampf mit der Krankheit und dem Schicksal, das ihn zu vernichten drohte. „Damals wurde ich", schreibt er im Sommer 1886, „über alles Pessimistische bei mir Herr; der Wille zur Gesundheit selbst, das Schauspielern der Gesundheit war mein Heilmittel." Durch körperliche Schmerzen, sagte er Januar 1884 zu Dr. Paneth in Nizza, sei er seinen Pessimismus los geworden, aus Trotz, um sich nicht vom Schmerz tyrannisieren zu lassen, aus Bosheit, aus Herrschsucht. Später bezeichnete N. diesen Winter als den bedeutendsten Tiefstand seiner Gesundheit. Den Grund sah er einmal in dem trüben feuchten Winterklima Naumburgs, vor allem aber in dem Mangel eines Genossen, der ihn auf dem neuen Wege bestärkt und ermutigt hätte: „Wer vom herkömmlichen Allerweltswege frühzeitig abweicht, um seinen rechten Weg zu gehen, hat immer das halbe oder ganze Gefühl eines

Exilierten und von den Menschen Verurteilten und Entflohenen: diese Art schlechten Gewissens ist das Leiden der selbständig Guten. Das Heilmittel ist ein großer Erfolg bei eben denen, welchen man aus dem Wege gegangen ist", aber gerade dieser Erfolg fehlte und fehlte von Jahr zu Jahr immer mehr; im Gegenteil: „gewöhnlich war" für N. „das persönliche Schlußergebnis eines Buches, daß ein Freund ihn gekränkt verließ". Mitte Februar 1880 reiste N. von Naumburg ab über Bozen und Riva nach Venedig, wo er sich bis Mitte Juni aufhielt. Damit trat eine Wendung ein: schon in Riva, noch mehr in Venedig fühlte er sich viel wohler, er spürte zwar die Regentage noch immer, auch kamen immer noch Kopfschmerzanfälle; die hohen Räume und die Stille in Venedig kamen jedoch seinem Schlaf zugute. Vor allem aber erfüllte ihn, was er in Naumburg schmerzlich vermißt hatte, die produktive Stimmung aufs Stärkste. Im Herbst in Naumburg war er denn auch beredt und heiter, fröhlich wie in alten Zeiten und machte viele und große Spaziergänge. Im Oktober am Lago maggiore bekam er wieder einen Depressionszustand mit eingestreuten bösen und besseren Tagen.

Im Winter in Genua stellte sich auch noch einmal eine Krisis ein, wie jedesmal um diese Zeit in den letzten Jahren; er nennt ihn einen „Winter von unglaublichem Elend" mit einem „Minimum von Kraft und Gesundheit", doch ging diese Krisis schnell vorüber, denn später rechnete N. diese Wintermonate in Genua zu den produktivsten und deshalb glücklichsten seines Lebens. Er arbeitete an der „Morgenröte". „Mit diesem Buche", sagt er, „beginnt mein Feldzug gegen die Moral"; es beschlich ihn deshalb zuweilen eine unbehagliche Vorstellung von der Wirkung des Buches. Ende April 1881 während eines ungewöhnlichen gewitterreichen Frühlings bekam er in Recoaro bei Vicenza wieder einen Rückfall seines Leidens: die Anfälle kamen jeden Tag mit allen bösen Komplikationen. Juli 1881 erschien „die Morgenröte". Die Wirkung war null, niemand verstand das Buch. N. war zwar über die Aufnahme im Freundeskreise etwas verletzt und pessimistisch, aber er erwartete jetzt nicht mehr wie früher kräftigen Zuspruch und empfand nur ein gewisses trübes Erstaunen über die Briefe, die er bekam. Er war, nachdem seit dem Vorjahre die Wichtigkeit des Klimas für seinen Zustand feststand, sofort von der Riviera ins Hochgebirge gegangen, zum ersten Male nach Sils-Maria. Hier befand er sich bei vielem Wandern außerordentlich wohl und war bald im vollen Besitze seiner dichterischen Schöpferkraft, was mit einem ungewöhnlichen Hochgefühl verbunden war. Im Herbst ging er sofort nach Genua. Hier war in den ersten Wochen das Wetter schlecht und dementsprechend sein körperlicher Zustand nicht besonders gut. Vom November ab aber war der Himmel wolkenrein, und damit stellte sich auch das Wohlbefinden, die Schaffenskraft und das Hochgefühl vom Sommer wieder ein, dem er in manchmal auffälligen Ausdrücken Worte gibt: „Bei mir ist jetzt die Spitze alles moralischen Nachdenkens und Arbeitens in Europa" — „es wird vielleicht die Zeit kommen, wo auch die Adler scheu zu mir aufblicken müssen, wie auf jenem Bilde des heiligen Johannes." Diese Stimmung steigerte sich Ende Januar 1882 zu wahrhaft leidenschaftlichem Glücksgefühl, dem er in einem Gedichte im vierten Buche der „Fröhlichen Wissenschaft", an der er arbeitete, höchst bezeichnenden Ausdruck gibt:

„Der du mit dem Flammenspeere
meiner Seele Eis zerteilt,
daß sie brausend nun zum Meere
ihrer höchsten Hoffnung eilt:
heller stets und stets gesunder
frei im liebevollsten Muß: —
also preist sie deine Wunder,
schönster Januarius!"

N. bezeichnet seinen Zustand als „Trunkenheit der Genesung", als das „Frohlocken der wiederkehrenden Kraft".

Die Jahre 1880 und 1881 hatten schon eine erhebliche Besserung gebracht: es gab in denselben zwar noch schlimme Monate, doch kaum 30 bis 40 Leidenstage im ganzen Jahr. Jetzt aber fühlte er sich als „Genesenen oder vielmehr als Genesenden" und richtete deshalb seinen Aufenthalt und seine

Lebensweise ein nach den Einflüssen auf seinen Körper und Geist, die er durch Erfahrung als wirksam erprobt hatte. „Ich will", sagt er, „durchaus mein eigner Arzt nunmehr sein — ein guter Arzt und nicht nur für mich allein." „Wer im Geheimen zusehen könnte, wie ich die Rücksichten auf meine Genesung mit der Förderung meiner großen Aufgabe zu verknüpfen weiß, der würde mir keine geringe Ehre zollen."

Zu diesen Einflüssen gehörte vor allem das Klima. „Naumburg, Schulpforta, Bonn, Leipzig, Basel", sagt er, „ebenso viele Unglücksorte für meine Physiologie." Diese Wirkung des Klimas empfindet er gleichzeitig auf seine Verdauung und auf seinen Kopf. „Einstweilen", schreibt er im Sommer 1885, „glaube ich nicht um Nizza herumzukommen, es ist der einzige Ort, der mir den Stoffwechsel so anregt, daß ich mich im Kopfe frei fühle; das Umgekehrte geschieht an Orten mit Luft-Feuchtigkeit und mit Gewölk. Deshalb ist Deutschland im Ganzen und unser Naumburg im Besonderen mir unzuträglich. Nizza und Oberengadin sind vielleicht in ganz Europa die stimulantesten Klimata dank der trocknen Luft. Warum ist mein System so träge, daß es immer nur mit der größten Not arbeitet? Andererseits braucht ein Gehirn wie das meine eine sehr starke Ernährung — und ich habe jahrelang an unzureichender Ernährung gelitten, weil ungünstiges Klima (wie das Basels) mir die Schwierigkeit vermehrte." „Das Genie ist bedingt durch trockne Luft – durch reinen Himmel – das heißt durch rapiden Stoffwechsel." „Ich kann nur denken und schreiben (Herbst 1881) bei hellstem Wetter und bei vollster Freudigkeit des Geistes und Leibes! — ich traue keinem Gedanken, der bei betrübter Seele und Eingeweiden entstanden ist, und was nun gar bei Kopfschmerzen geschrieben sein sollte, wird sicherlich vernichtet. Daß mir nun diese verwünschten Schmerzen so viel Zeit wegnehmen, bringt mich hie und da zur Verzweiflung!" Besonders ungünstig empfand er den Witterungswechsel. „Ich bin", schreibt er (August 1883), „in buchstäblichem Sinne bei bedecktem Himmel und heranziehenden Wolken ein anderer Mensch, schwarzgallig und bösartig gegen mich, mitunter auch gegen andere". Aber nicht bloß Feuchtigkeit, auch abnorme

Hitze ertrug er nicht: „Dies Jahr haben wir einen widerspenstigen und bösen Frühling, der den Mai ebenso mit Wintertagen durchspickt hat, wie der vorjährige Frühling seinen Mai mit Hundstagen. Damals ging es hinauf bis zu 30 Grad Cels. im Schatten, diesmal hinunter bis 1 Grad unter Null. Das Üble daran ist, daß beide Natur-Anomalien mir gleichmäßig zusetzen." (5. Juni 1887.) „Die Verbesserung meines Befindens", schreibt er 3. November 1886 aus Nizza, „gehört jedes Jahr meinen drei Wintermonaten in Nizza und meinen Quasi-Wintermonaten im Engadiner Sommer (beide mit einer Durchschnitts-Temperatur von 9 bis 12 Grad Celsius); die Zwischenzeiten sind mir widerlich durch ein Gefühl von Schlaffheit und Entmutigung" — und Anfang Dez. 1886: „Die Hauptsache ist, daß wir, seitdem es kalt ist, absolut helles Wetter haben Tag und Nacht; kein Wölkchen. Und dies ist für mein Gefühl etwas Unbeschreiblich-Wohltätiges, Belebendes, Ermutigendes, Gesund-Machendes. — Oh, wie kommt mir wieder die ganze Zeit vor zwischen April und jetzt, die ich nicht in Nizza war! Wie eine peinliche Strapaze, wie eine lange Erschöpfung mit Mutlosigkeit, Mangel an Arbeitskraft, Mangel an Sehkraft verbunden; wie eine schändliche Geduldsprobe, bei der man alles zusetzt und nichts dafür bekommt." Aber noch einige besondere Klimawirkungen verschlechtern sein Befinden: „Ein Sturm: ich empfinde ihn gegen vier Stunden vorher, bei dem heitersten Himmel. Ist er da, so verbessert sich mein Zustand" (Herbst 1881). „Es sind Faktoren dabei, die sich nicht strenge fassen lassen (z. B. die Elektrizität der ziehenden Wolken und die Wirkungen der Winde: ich bin überzeugt, daß 80mal von 100 ich diesen Einflüssen meine Schmerzen zu danken habe)" (Juni 1881). „Im übrigen mögen zur Erklärung meines damals ganz ungewöhnlichen ‚Unlustgefühls' jene elektrischen ‚Stürme' ausreichen, welche in den Herbst- und Wintermonaten alle Beobachter der elektrischen Strömungen in Erstaunen gesetzt haben" (Mai 1883). „In Paris ist eine Ausstellung für Elektrizität: ich sollte eigentlich dort sein, als Ausstellungsgegenstand; vielleicht bin ich in diesem Punkte empfänglicher als irgendein Mensch, zu meinem Unglücke!" (August 1881). Von Rosenlauibad schreibt er (25. Juni 1877): „Jedesmal, wenn ein Gewitter in der Luft liegt, habe ich Kopfschmerzen." Auch der See schrieb er einen bedeutenden Einfluß zu (Okt. 1883): „Ich vertrage es nur noch am Meere zu leben; alle binnenländische Luft depotenziert bei mir Nerven und Augen auf die entschiedenste Weise und bringt in kurzer Zeit Schwermut und Mißtrauen in mich zum Vorschein". Doch machen ihn, wie er November 1883 in Nizza feststellt, trübe Tage auch am Meere „krank". Diese Klimawirkungen auf N. waren auch für andere sehr auffällig: „Ich habe keinen Menschen gekannt", sagt seine Schwester, „auf welchen Sonne und Licht von Kindheit an einen solch erfreuenden Einfluß ausgeübt hätten wie auf ihn — bis zu seinen letzten Lebenstagen." Infolgedessen suchte er beständig nach einem für ihn möglichst günstigen Klima. „Im Jahre 220 vollkommen reine, wolkenlose Tage — das entschied für Nizza. Die Wirkung dieser herrlichen Lichtfülle auf mich grenzt ans Wunderbare" (Herbst 1883). „Die feine Luft, die zarten Farben aller Art, die unbeschreibliche Sonnigkeit — es hat etwas Begeisterndes, wenigstens für mich. Mein Kopf ist hier zehnmal mehr wert als in Zürich oder Leipzig, hier wo ihm das Klima ‚kongenial' ist, um mich äußerst gebildet auszudrücken" (Dezember 1885).

Aber auch kleine V e r d a u u n g s s t ö r u n g e n wirkten ungünstig auf seinen Kopf. „Eine zur schlechten Gewohnheit gewordene noch so kleine Eingeweide-Trägheit genügt vollständig, um aus einem Genie etwas Mittelmäßiges — zu machen." „Die Beschleunigung des ‚Stoffwechsels' — ist für mich, da ich das langweiligste Gedärm von der Welt habe, — eine Sache ersten Ranges" (August 1885). Am 22. Juli 1874 schreibt er geradezu: „Viel und glücklich gearbeitet habe ich noch nicht, mich hindert eine kleine Verstopfung." Bei Verdauungsstörungen und schlechtem Wetter in ungeeignetem Klima empfand er auch später noch, als die schweren Kopfschmerzanfälle seltener waren, eine gewisse Benommenheit des Kopfes, von der er nie wußte, ob sie von den Augen oder dem Magen kamen; diese benahm ihm die geistige Arbeitsfähigkeit.

Viel ungünstiger noch als diese Schädlichkeiten wirkte seine geistige Arbeit. Vor allem durch die seelische Erregung, die mit ihr verbunden war. „Ihr andern Erkennenden", schreibt er an Overbeck (Februar 1888), „Ihr habt es besser und nicht so unvernünftig! Ihr kennt die Wahrheit nicht als Etwas, das man sich Stück für Stück vom Herzen abreißt und bei dem jeder Sieg sich mit einer Niederlage rächt." Diese Erregungen hatten ihre Ursache in der Neuheit seiner Gedankengänge. Schon am 30. Juli 1874 schreibt er: „Doch ist es etwas Schreckliches, so immer gegen den Strom zu schwimmen, und mitunter habe ich das Leben satt." „Es ist sehr schwer, ein frohes Selbstbewußtsein aufrecht zu erhalten, wenn man auf eignen und neuen Pfaden geht." Mit der Neuheit verband sich bei seinem gewissenhaften Charakter das Gefühl schwerer Verantwortung: „Ich bin ein armes Tier mit meiner Gesundheit", schreibt er am 6. September 1885, — „und es ist schlecht in diesem Jahre gegangen bei aller Vorsicht. Das liegt daran, daß ich mich von übermäßig schweren Pflichten und Skrupeln bedrängt weiß, denen eigentlich nur eine Löwen- und Bären-Gesundheit Stand hielte. Vielleicht kann ich dies nicht deutlich machen, aber glaubt es mir: ich leide Tag und Nacht daran." Er war sich eben bewußt, daß seine Schriften die heiligsten Gefühle der Allgemeinheit verletzten, daß er, wie er selbst sagt, „eine gefährliche und unmoralische Literatur" schrieb.

Die natürliche Folge dieser Eigenart seiner Schriften und eine weitere ständige Ursache schwerer Erregungen war seine geistige Vereinsamung. Von dem Verfasser so gefährlicher Schriften zog sich jeder scheu zurück. Diese Vereinsamung war seine ständige Klage. Sie drückte ihn umso mehr, als er von Jugend auf ein tiefes Bedürfnis nach mitverstehender Freundschaft hatte. „Ein tiefer Mensch", schreibt er am 9. Juli 1886, „braucht Freunde, es wäre denn, daß er seinen Gott noch hat, und ich habe weder Gott noch Freunde." Wie tief sein Bedürfnis nach Freundschaft war, das zeigt der Vorschlag, den er einmal um die Zeit seiner Trennung von Wagner (1876) machte, die Freundschaft anstatt des allmählich langweilig werdenden Themas der Liebe zum Gegenstand der Romandichtung zu machen: „sie hat ganz ähnliche seelische Konflikte, nur auf einer viel höheren Stufe: erst die gegenseitige Anziehung auf der Basis einer gemeinsamen Überzeugung, dann das Glück der Zusammengehörigkeit, die gegenseitige Bewunderung und Verherrlichung, dann Mißtrauen auf einer Seite, Zweifel an der Vorzüglichkeit des Freundes und seiner Ansichten auf der anderen Seite, die Gewißheit sich trennen zu müssen und sich doch schwer entbehren zu können — alle diese und andere unsägliche Leiden". Offensichtlich zeichnet er mit diesen Worten die Geschichte seiner Freundschaft mit Wagner. Diese Vereinsamung war die Ursache ständig neuer Erregungen und ständig zunehmender Depression: „Sonderbar, aber es scheint mir, daß in den letzten Jahren mein Mißtrauen dergestalt überhand genommen hat, daß es wie eine Krankheit ist. Auch wird mir Jahr für Jahr schwerer; und die schlimmsten und schmerzhaftesten Zeiten meiner Gesundheit erschienen mir nicht so drückend und hoffnungsarm, wie meine jetzige Gegenwart. Was ist denn geschehen? Nichts als was notwendig war, — meine Differenz mit allen Menschen, von denen ich bis dahin Vertrauen empfangen hatte, ist ans Licht gekommen: man merkt gegenseitig, daß man sich eigentlich verrechnet hat. Der Eine schwenkt hierhin ab, der Andere dorthin, jeder findet seine kleine Herde und Gemeinschaft, nur gerade der Unabhängigste nicht, der allein übrig bleibt und vielleicht, wie in meinem Fall, gerade schlecht zu dieser radikalen Vereinsamung taugt, — hier — habe ich noch keinen guten Tag gehabt, das Wetter hat seinen Anteil daran, aber leider nicht den wesentlichsten. So oft gedachte ich der frohen Tage, die wir damals hier verlebten — der Kontrast mit jetzt ist ungeheuer: Himmel, was bin ich jetzt einsam! Ich habe Niemand mehr, mit dem ich lachen kann, der mit mir Thee trinkt und mich liebreich tröstet" (21. Mai 1887). „Wie viel Gram, Frost und Verwunderung gab es bei jedem Wiedersehen! Mit Schaudern denke ich an meinen letzten längeren Aufenthalt in Basel." Das Gefühl, daß er mit jedem neuen Buche die Kluft erweiterte, die ihn von der übrigen Menschheit und vor allem von seinen Freunden trennte, quälte ihn furchtbar. „Ich leide abscheulich", sagt er, „wenn ich der Sympathie entbehre". „Noch jetzt schwankt nach einer Stunde sympathischer Unterhaltung mit wildfremden Menschen meine ganze Philosophie, es scheint mir so töricht, Recht haben zu wollen, um den Preis von Liebe und sein Wertvollstes nicht mitteilen zu können, um nicht die Sympathie aufzuheben. Hinc meae lacrimae." Am 20. Dezember 1885 schreibt er: „Sieben Jahre Einsamkeit sind nunmehr vorbei, im Grunde bin ich ganz und gar nicht für Einsamkeit gemacht und es begegnet mir jetzt, wo ich nicht mehr absehe, wie ich sie los werde, beinahe alle Wochen ein so plötzlicher Lebensüberdruß, daß es mich krank macht." „Wenn ich jetzt sage, ich bin krank, so meine ich etwas Anderes, Schwereres (die Gesundheit ist ganz ‚ordentlich' wie man in Basel sagt), z. B. das Gefühl der ungeheuren Verantwortung, die auf mir liegt, oder auch, daß ich niemand mehr von den alten Freunden habe, auf den sich mein Herz verlassen könnte" (Mai 1886). „Ich habe bis jetzt von Kindesbeinen an Niemanden gefunden, mit dem ich dieselbe Not auf Herzen und Gewissen hätte. — — Mein Gedächtnis ist überladen mit tausend beschämenden Erinnerungen in Hinsicht auf solche Schwächen, in denen ich die Einsamkeit absolut nicht mehr ertrug. Mein Kranksein hinzugerechnet, welches immer die schauerlichste Entmutigung über mich bringt, ich bin nicht umsonst so tief krank gewesen — und auch jetzt noch durchschnittlich krank, d. h. betrübt — wie gesagt, nur weil es mir am rechten Milieu fehlt, und ich immer etwas Komödie spielen muß, statt mich an den Menschen zu erholen" (20. Mai 1885).

Die ihm so schreckliche Einsamkeit war nun andererseits die Vorbedingung für sein Schaffen: „Es war eine recht gute Erholungszeit für Deinen Sohn", schreibt er an seine Mutter (25. Oktober 1884), „aber ganz unmöglich wäre mir's so zu leben, wenn ich wieder ‚vom Geiste angefallen' bin: der verlangt von mir Einsamkeit." Die Einsamkeit erst befreite ihn von allen Rücksichten, die ihn bisher beengt und in seinen ersten Schriften zu Kompromissen bewogen hatten, die er später als Unredlichkeit empfand. „Hier," so begrüßt die Einsamkeit ihn im Heimkehrliede Zarathustras, „bist Du bei Dir zu Heim und Hause! Hier kannst Du Alles hinausreden und alle Gründe ausschütten! Aufrecht und aufrichtig darfst Du hier zu allen Dingen reden." „Oh Menschenwesen, du wunderliches! Nun liegst du wieder hinter mir: — meine größte Gefahr liegt hinter mir! Im Schonen und Mitleiden lag immer meine größte Gefahr; und alles Menschenwesen will geschont und gelitten sein." „Mit verhaltenen Wahrheiten, mit Narrenhand und vernarrtem Herzen und reich an kleinen Lügen des Mitleidens: — also lebte ich immer unter Menschen." „Mich selber verbergen und meinen Reichtum — das lernte ich da unten." „Oh Einsamkeit! Du meine Heimat Einsamkeit!" „Mit seligen Nüstern atme ich wieder Berges-Freiheit! Erlöst ist endlich meine Nase vom Geruch alles Menschenwesens! Von scharfen Lüften gekitzelt, wie von schäumenden Weinen, niest meine Seele — niest und jubelt sich zu: Gesundheit!" Diese Einsamkeit, diese „Rückkehr zu sich", diese „höchste Art von Genesung" (1879) verdankte er seiner Krankheit, sie hatte ihn „langsam herausgelöst" aus dem „übergroßen Zwang, den den er sich selbst in Basel antun mußte, an dem er zuletzt krank geworden" war (1877). „Zuletzt hat mir", sagt er noch 1888, „die Krankheit den allergrößten Nutzen gebracht: sie hat mich herausgelöst, sie hat mir den Mut zu mir selbst zurückgegeben." „Nie habe ich", sagt er denn auch (1879), „soviel Glück an mir gehabt, als in den kränksten und schmerzhaftesten Zeiten meines Lebens", „mitten in Martern, die ein ununterbrochener dreitägiger Gehirnschmerz mit mühseligem Schleimerbrechen mit sich bringt, besaß ich eine Dialektiker-Klarheit par excellence."

Aber auch die Einsamkeit befreite ihn nicht von den inneren Kämpfen in seiner eigenen Brust, in die ihn seine Forschung brachte, nicht zuletzt auch seine Gegnerschaft gegen das Christentum: „Von Kindesbeinen an", sagt er (Februar 1882), „bin ich ihm nachgegangen, in viele Winkel, und ich glaube, ich bin nie in meinem Herzen gegen dasselbe gemein gewesen. Zuletzt bin ich der Nachkomme ganzer Geschlechter von christlichen Geistlichen." Aber: „Das Christentum meiner Vorfahren zieht in mir seinen Schluß — eine durch das Christentum selber großgezogene, souverän gewordene Strenge des intellektuellen Gewissens wendet sich gegen das Christentum: in mir richtet sich, überwindet sich das Christentum." Dieser seiner Überzeugung aber setzt er selbst die erschütternde Klage entgegen: „Excelsior! — Du wirst niemals mehr beten, niemals mehr anbeten, niemals mehr im endlosen Vertrauen ausruhen — Mensch der Entsagung, in Alledem willst du entsagen? Wer wird dir die Kraft dazu geben? Noch hatte niemand diese Kraft!" Und dieser Zwiespalt der Empfindungen war geradezu die Vorbedingung seiner Forschung: „Man muß", sagt er 1888 mit Bezug auf sich selbst, „den Gegensatz in sich haben — die zarte Empfindung und die Gegenmacht: nicht zu verbluten." Die inneren Gegensätze, die hierin zutage treten, empfand er selbst als unvereinbar. „Die Antinomie meiner Existenz liegt darin," schreibt er Juli 1887, „daß alles Das, was ich als radikaler Philosoph radikaliter nötig habe — Freiheit von Beruf, Weib und Kind, Freunden, Gesellschaft, Vaterland, Heimat, Glauben, Freiheit fast von Liebe und Haß — ich als ebensoviel Entbehrungen empfinde, insofern ich glücklicherweise ein lebendiges Wesen und kein bloßer Abstraktions-Apparat bin. Ich muß hinzufügen, daß mir in jedem Falle die solide Gesundheit fehlt — und daß ich nur in Zeiten der Gesundheit die Last jener Bedingungen weniger hart fühle."

Sein Denken war fortan erfüllt von dem ständigen Ringen um die Lösung dieser inneren Konflikte. Er fand sie im „amor fati", in der Liebe zu (seinem) Schicksal, im „Ja-sagen", „Wegsehen", sagt er, „sei meine einzige Verneinung". Die höchste Steigerung dieses „Ja-sagens" ist der „Gedanke der ewigen Wiederkunft", der ihm im August 1881 während eines mächtigen Erregungszustandes, „unter Tränen des Jauchzens", wie er sagt, aufleuchtete. Er konnte nur mit tiefstem Entsetzen davon sprechen, umfaßte er doch für ihn den Willen, die furchtbaren Jahre, die er hinter sich hatte, noch einmal zu erleben. Diese Lösung seiner inneren Konflikte war aber rein theoretisch. Sie befreite ihn nicht endgültig von denselben. Der innere Kampf begleitete ihn vielmehr auch weiterhin in unverminderter Stärke.

So war für ihn gerade die Einsamkeit eine ständige Quelle stärkster seelischer Erregungen; und so blieb denn trotz seiner „Genesung" als Rest seiner schweren Erkrankung ein Dauerzustand, den er selbst als einen „Notstand ohne Gleichen" empfand; derselbe äußerte sich einerseits als „unheimliche Reizbarkeit", und „ganz und gar lächerliche Verwundbarkeit" (März 1888), andererseits als Schwächegefühl und Schwermut: „Mein ganz persönlicher Übelstand", schreibt er August 1883, „ist die schwankende Gesundheit, welche als Erniedrigung meines eigenen Kraftgefühls, als Mißtrauen gegen mich selbst sich geltend macht: und da ich unter diesem europäischen Himmel mindestens zwei Drittel des Jahres leidend und schwermütig bin, so gehört ein unglaubliches Glück dazu, daß ich's noch länger aushalte." Dieser Dauerzustand, bestehend aus übermäßiger Reizbarkeit, starker Erschöpfbarkeit und trüber Stimmung, wechselte in seiner Stärke ständig und steigerte sich im Laufe der Jahre allmählich. Jede tiefe Gemütsbewegung übte einen ungünstigen Einfluß auf ihn aus. Bei besonderer Steigerung der Erregbarkeit trat noch Schlaflosigkeit hinzu, gegen die er Chloral nahm. Die Folge war eine Verminderung und ein starker Wechsel seiner Arbeitsfähigkeit. „Eine regelmäßige geistige Arbeit Tag für Tag zu bestimmten Stunden," schreibt er Ende Januar 1882, „ist immer noch das sicherste Mittel, mich unvermerkt zugrunde zu richten. ‚Unvermerkt' — das heißt es kommt ein Tag, wo ich merke, daß es sehr schlimm steht, und wo die Erholung nicht mehr in einigen Ruhetagen geschafft werden kann." Er war also zu ständigen Kompromissen zwischen seiner Arbeitsfähigkeit und seinem Arbeitswillen genötigt. Das Ergebnis dieser Kompromisse war sein Stil. „Das Aphorismenschreiben", schreibt seine Schwester, „war für ihn eine Tugend, die aus der Not entstanden war. Der schlechte Zustand seiner Gesundheit verhinderte es, daß er seinen Werken die vollständige Abrundung gab, die der Gesamtplan forderte, der ihm immer zuerst vorschwebte."

Das ständige Krankheitsgefühl, das mit seinem Zustande verbunden war, verschwand nun vollständig in den Zeiten intensiven geistigen Schaffens. Dann fühlte N. sich vollständig gesund. Diese Zeiten waren mit einem eigenartigen Zustand geistiger Erregung verbunden, den ich schon erwähnte. N. beschreibt denselben 1888 in seiner Lebensbeschreibung „Ecce homo" eingehend: „Hat Jemand Ende des neunzehnten Jahrhunderts einen deutlichen Begriff davon, was Dichter starker Zeitalter Inspiration nannten? Im andern Falle will ich's beschreiben. Mit dem geringsten Rest von Aberglauben in sich würde man in der Tat die Vorstellung, bloß Inkarnation, bloß Mundstück, bloß Medium übermächtiger Gewalten zu sein, kaum abzuweisen wissen. Der Begriff Offenbarung in dem Sinne, daß plötzlich mit unsäglicher Sicherheit und Feinheit etwas sichtbar, hörbar wird, etwas, das einen im Tiefsten erschüttert und umwirft, beschreibt einfach den Tatbestand. Man hört, — man sucht nicht; man nimmt, — man fragt nicht, wer da gibt; wie ein Blitz leuchtet ein Gedanke auf, mit Notwendigkeit, in der Form ohne Zögern, — ich habe nie eine Wahl gehabt. Eine Entzückung, deren ungeheure Spannung sich mitunter in einem Tränenstrom auslöst, bei der der Schritt unwillkürlich bald stürmt, bald langsam wird; ein vollkommenes Außersichsein mit dem distinktesten Bewußtsein einer Unzahl feiner Schauder und Überrieselungen bis in die Fußzehen; eine Glückstiefe, in der das Schmerzlichste und Düsterste nicht als Gegensatz wirkt, sondern als bedingt, als herausgefordert, als eine notwendige Farbe innerhalb eines solchen Lichtüberflusses; ein Instinkt rhythmischer Verhältnisse, der weite Räume von Formen überspannt (die Länge, das Bedürfnis nach einem weitgespannten Rhythmus ist beinahe das Maß für die Gewalt der Inspiration, eine Art Ausgleich gegen deren Druck und Spannung). Alles geschieht im höchsten Grade unfreiwillig, aber wie in einem Sturm von Freiheitsgefühl, von Unbedingtsein, von Macht, von Göttlichkeit.

Die Unfreiwilligkeit des Bildes, des Gleichnisses, ist das Merkwürdigste; man hat keinen Begriff mehr, was Bild, was Gleichnis ist, Alles bietet sich als der nächste, der richtigste, der einfachste Ausdruck an. Es scheint wirklich, um an ein Wort Zarathustras zu erinnern, als ob die Dinge selber herankämen und Gleichnis sein möchten (‚hier kommen alle Dinge liebkosend zu Deiner Rede und schmeicheln Dir, denn sie wollen auf Deinem Rücken reiten. Auf jedem Gleichnis reitest Du hier zu jeder Wahrheit. Hier springen Dir alles Seins Worte und Wort-Schreine auf; alles Sein will Wort werden, alles Werden will von Dir reden lernen —'). Dies ist meine Erfahrung von Inspiration; ich zweifle nicht, daß man Jahrtausende zurückgehen muß, um Jemanden zu finden, der mir sagen darf: ‚Es ist auch die meine'." Selbst Außenstehenden fiel in diesem Erregungszustande seine kraftvolle, hohe Gestalt auf mit den leuchtenden Augen, die in weite Fernen zu schauen schienen; eine ältere Dame, die ihm hierbei begegnete, meinte, er habe ausgesehen wie ein Bräutigam, der an seine Braut denkt. Während dieser Erregungszustände arbeitete er fieberhaft; die auf einsamen Wanderungen flüchtig notierten Gedanken wurden bis in die Nacht hinein ausgearbeitet. Mit der Vollendung des Werkes wich dann jedesmal die Erregung und machte einer umso tieferen Erschöpfung und Depression Platz. Dieser ständige Wechsel zwischen dichterischer Erregung mit Überarbeit und Depression trug besonders zur Steigerung des chronischen Erschöpfungszustandes bei und damit zur Vertiefung der Depression, die zeitweise geradezu zum Lebensüberdruß wurde.

Sein ständiges Krankheitsgefühl zwang ihn zu ständigen Versuchen, seine Beschwerden zu lindern. Die Mittel, die er hierbei anwendete, faßt er in folgenden Worten zusammen: „Die Mittel, mit denen Julius Cäsar sich gegen Kränklichkeit und Kopfschmerz verteidigte: ungeheure Märsche, einfachste Lebensweise, ununterbrochener Aufenthalt im Freien, beständige Strapazen — das sind ins Große gerechnet die Erhaltungs- und Schutzmaßregeln überhaupt gegen die extreme Verletzlichkeit jener subtilen und unter höchstem Druck arbeitenden Maschine, welche Genie heißt." Er machte, der großen Empfindlichkeit seines Magens entsprechend, ständig Versuche mit Veränderungen seiner Nahrungsweise. Vor allem aber war er beständig auf der Flucht vor den übeln Einflüssen der Witterung und führte deshalb eine „Spazierengehen-Existenz", wie er sie nennt, die ihn im Sommer ins Hochgebirge, zuletzt regelmäßig nach Sils-Maria, im Herbst, Winter und Frühjahr nach der Riviera, einmal nach Sizilien, schließlich nach Turin, führte. Diese abnorme Lebensweise aber brachte ihrerseits n e u e S c h ä d i g u n g e n mit sich. Schon an sich läßt sich in der Pension oder dem Hotel nicht die Ruhe und Bequemlichkeit herstellen, wie in der eignen Häuslichkeit. Das empfand N. sehr wohl. Schon 1874 „graut" ihm „geradezu vor dieser Pensions-Ungemütlichkeit". Diese Ungemütlichkeit wurde für ihn nicht selten noch gesteigert durch Lärm und unangenehme Mitgäste, wie aus seinen Klagen hervorgeht. Zudem zwang ihn die Beschränktheit seiner Mittel an den vielfach teuren Aufenthaltsorten zu stärkster Einschränkung sogar im Essen und zum Verzicht auf jede Bequemlichkeit, sodaß sein Auftreten manchmal einen geradezu ärmlichen Eindruck machte. Hierzu kommt das nicht selten völlige Angewiesensein auf sich in der Fremde, das bei seiner unermüdlichen, zeitweise geradezu fieberhaften Schaffenskraft zu ständiger Überarbeit führen mußte. Mit dieser Überarbeit aber war für N. stunden- und tagelanges Schreiben verbunden, das, wie ich schon hervorhob, bei seiner hochgradigen Kurzsichtigkeit besonders anstrengend wirkte. Freilich wurden diese Schädigungen von N. zum Teil durch stundenlange Wanderungen ausgeglichen — er pflegte 4 bis 6, ja 8 Stunden am Tage zu wandern. Aber während dieser einsamen Wanderungen entwarf er die Grundgedanken seiner Werke und machte sich kurze Notizen, um sie nachher auszuarbeiten. Sein Geist war also auch dann in unaufhörlicher Tätigkeit. So waren diese Mittel recht unzulänglich und nicht selten war er genötigt, seinen Beschwerden mit Arzneimitteln, die er von seiner Krankenpflegertätigkeit her kannte, nachzuhelfen. Besonders häufig wandte er Chloral an.

Neben diesen körperlichen aber besaß er noch ein geistiges Heilmittel für seinen Zustand, seine Schriftstellerei. Schon am 1. Juni 1874 schreibt er an seinen Freund Erwin Rohde: „Sag einmal, liebster Freund, willst Du nicht auch das Mittelchen gebrauchen, das ich selbst, ebenso Overbeck, gebrauche? Man ritzt sich die Adern und läßt etwas Blut fließen ..... Ich meine, willst Du nicht auch einmal Dein und unser Elend etwas ausschütten und sagen, was Du leidest?" Seine Schriftstellerei war also für ihn die befreiende Aussprache. Noch deutlicher ist das oben schon angeführte Wort vom 26. März 1874: „Ich entlade mich durch gedruckte Verwünschungen." Nach Vollendung der „Fröhlichen Wissenschaft" schreibt er (Juli 1882) an einen Freund: „Ich war in allen Punkten mein eigner Arzt, und als einer, der nichts Getrenntes hat, habe ich Seele, Geist und Leib auf einmal und mit denselben Mitteln behandeln müssen. — Also habe Geduld und sei es auch nur darum, weil Du einsehen mußt, daß es bei mir heißt: aut mori aut ita vivere." Wie das zu verstehen ist, ergibt sich aus den Worten (24. Nov. 1880): „Ich will mein eigner Arzt sein und dazu gehört bei mir, daß ich mir selbst im Tiefsten treu bin und auf nichts Fremdes mehr hinhöre." Weil ihm dies naturgemäß in der Einsamkeit am besten gelang, so war diese die Vorbedingung für die Ungestörtheit seines Schaffens und für seine „Gesundheit".

Allerdings wirklich gesund wurde N. durch alle diese Mittel nicht. Schon von der geistigen Seite aus fehlte ihm hierzu die Vorbedingung, die er schon im Sommer 1875 scharf ausspricht mit den Worten: „Das Geheimnis aller Genesung für uns ist, eine gewisse Härte der Haut wegen der großen inneren Verwundbarkeit und Leidensfähigkeit zu bekommen." Er erkämpfte und erschrieb sich diese innere Härte nie, aber auch rein körperlich behielt er seine Überempfindlichkeit; er blieb, wie er seiner Schwester einmal schrieb, „das kränkliche Kulturtier". Er erreichte jedoch eine allmähliche Verringerung seiner körperlichen Beschwerden, die es ihm ermöglichte, seine Gedankenarbeit in großen Zügen schriftlich niederzulegen. Vor allem nahmen die Schmerzzustände an Häufigkeit ab; er zählte (1887) als geringste Anzahl der Migräneanfälle fünf, als höchste vierzehn im Jahre seit 1882, wobei er allerdings „die Zeiten der influenzaartigen Erkältungen", denen er „im Winter und Sommer durch seine eisigen Zimmer ausgesetzt" war, nicht mit einrechnete.

Die Frucht des Winters in Genua 1881—82 war die „Fröhliche Wissenschaft". Die Erregung, die ihm das Buch verursacht hatte, zittert nach in den Worten: „Ich habe zehnmal auch dieses Buch für unedierbar gehalten und zehnmal wieder mich von diesem Glauben bekehrt." Seine Erschöpfung zeigte sich gleich nach dem „schönsten Januar" 1882, als ihn ein Freund (Dr. Rée) im Februar besuchte. Der Besuch machte ihm große Freude und der Verkehr mit dem Freunde war ihm sehr angenehm, aber „ein Spaziergang mit Rée", schreibt er, „griff mich mehr an, als wenn ich dreimal solange — allein spazieren ging." Am dritten Tage des Beisammenseins war er erschöpft, in der Nacht bekam er einen Anfall, der ihn zwang im Bett zu bleiben. Tagelang blieben Kopfschmerz und Schwäche. Auch nach der Abreise des Freundes stellte sich das Wohlgefühl vom Januar nicht wieder ein. Genau wie in Recoaro im vergangenen Jahre, doch weniger schlimm, brachte ihm auch jetzt das Frühjahr wieder die übliche Verstärkung seiner Anfälle. Er fuhr deshalb in dem Bedürfnis nach mehr Wärme über See nach Messina: der schwere Anfall von Seekrankheit bei der stürmischen Überfahrt glich wieder ganz dem letzten Anfall seines Leidens. Hier entstanden die „Idyllen aus Messina". Inzwischen war die „Fröhliche Wissenschaft" viel wärmer und liebenswürdiger von den Freunden aufgenommen worden als die „Morgenröte", und bei einem Sommeraufenthalt in Thüringen Mai—Juni 1882 gewannen auch seine Angehörigen die Überzeugung, daß er seine schwere Erkrankung überwunden hatte; allerdings war die Disposition zur Migräne geblieben, auch übte jede tiefe Gemütsbewegung immer noch einen ungünstigen Einfluß auf ihn aus, aber die Schmerzen stellten sich nur höchst selten und niemals mit der früheren Heftigkeit ein. Der Sommer brachte noch schwere Gemütserschütterungen: ein langjähriger Freund (Dr. Rée) und eine neugewonnene Freundin (Lou Andreas) erwiesen sich seines Vertrauens unwürdig und die bevorstehende Verlobung seiner Schwester (mit Dr. Förster) führte zu Mißverständnissen. Bei einem Besuche in Tribschen empfand er zu deutlich, daß er nie wieder eine so unvergleichliche Zeit erleben würde, und fragte sich, welches Opfer sein hartes Schicksal noch von ihm fordern, auf welche Art von Freundschaft er noch herunterkommen würde. „Hat schon je", fragt er, „ein Mensch auf dem Wege der Wahrheit gesucht, wie ich es bisher getan habe — nämlich allem widerstrebend und zuwiderredend, was meinen nächsten Gefühlen wohltat?" Im November 1882 reiste er von Leipzig nach Genua im Gefühl tiefsten Schmerzes, der Beschämung, weil er sich hatte täuschen lassen, und allgemeinen Mißtrauens und in dem erschütternden Bewußtsein, w i e einsam und unverstanden er war („Himmel, was bin ich einsam!")

In Rapallo, wo er sich aufhielt, war der Winter ungewöhnlich kalt und über die Maßen regnerisch. Trotzdem schuf er in höchster dichterischer Erregung bis mitten in die Nacht hinein arbeitend, in der unglaublich kurzen Zeit von zehn Tagen (3. bis 13. Februar 1883) den ersten Teil des „Zarathustra". Demgemäß war seine Gesundheit nicht gut, er litt an Schlaflosigkeit und nahm Chloral. Anfang Mai 1883 erkrankte er in Genua an Influenza unter Fieber, Frost, nächtlichem Schwitzen, intensivem Kopfschmerz, großer beständiger Mattigkeit, Appetitmangel. Die Beschwerden hielten monatelang an. Im Bedürfnis nach mehr Wärme ging er nach Rom; auch dort litt er viel an Magenstörungen, schlechtem Schlaf, Schwermut und dem quälenden Gefühl der Vereinsamung: „Niemand liest meine Bücher, niemand kümmert sich darum, alle Freunde lassen mich im Stich!" klagt er; er war unfähig zu denken und zu arbeiten. Erst im Hochgebirge, wohin er Ende Juni aus der schwülen

Hitze Roms floh, fühlte er sich wieder wohl, und sofort schuf er unter der gleichen ungeheuren Erregung wie im Februar, wieder in kaum zehn Tagen (Ende Juni bis Anfang Juli 1883) den zweiten Teil des „Zarathustra", und auch jetzt wieder folgte die schwerste Ermüdung und Verzagtheit. Gleichzeitig kam der endgültige Bruch mit einem alten Freund (Dr. Rée) und im August 1883 ausnahmsweise schlechtes Wetter, im September in Naumburg außerdem unerquickliche Meinungsverschiedenheiten mit seiner Schwester über deren Verlobung. Er litt an beständigem Kopfdruck. Erst an der Riviera (Nizza) wich dieser wieder; hier fühlte er sich wieder völlig wohl, „konnte, ohne einen Begriff von Ermüdung zu haben, sieben, acht Stunden auf Bergen unterwegs sein, schlief gut, lachte viel und war von einer vollkommenen Rüstigkeit und Geduld."

Im Januar 1884 schuf er wieder in zehn Tagen den dritten Teil des „Zarathustra", wieder unter ungeheurer Erregung und nachfolgender Erschöpfung. Zugleich steigerte sich das Zerwürfnis mit seiner Schwester infolge Intrigen von dritter Seite bis zum Abbruch des Briefwechsels, und die drei Teile des Zarathustra blieben völlig ohne Widerhall in Deutschland, sie wurden totgeschwiegen; er hörte nichts, was ihm Freude machte oder Verständnis zeigte. Wie ihm allmählich bekannt wurde, lag dies nicht zum wenigsten auch daran, daß sein Verleger wegen Mangel an Geld und Interesse sogar die allgemein üblichen Mittel zur Bekanntmachung seiner Schriften unterlassen hatte. Unter diesen Aufregungen schwankte sein Befinden ständig. Die Reise über Basel und Zürich erschöpfte ihn, er empfand wieder den Nachteil des Klimas und die Teilnahmlosigkeit der früheren Freunde. Doch war er in Sils-Maria trotz Kopfschmerzanfällen und schlechtem Schlaf unter dem belebenden Einfluß des Besuchs eines verständnisvollen jungen Freundes (Heinr. Frhr. v. Stein 26. bis 28. August 1884) „frisch wie ein Jüngling". Anfang September verschwanden die Mißverständnisse mit seiner Schwester bei einer Besprechung in Zürich. Auf der Reise von hier zur Riviera (Oktober 1884) litt er an Rückenschmerzen, die ihm „das steife Sitzen in übervollen Coupés" zu einer „unbeschreiblichen Quälerei" machten.

Der „fast beständige Schmerz im Kreuz mit einer Ausstrahlung nach der rechten Hüfte zu", „eine Art Hexenschuß", hielt bis zum Frühjahr an, auch litt er viel an Augenbeschwerden. Im übrigen war sein körperliches Befinden gut, seine Stimmung froh, stark, ja übermütig. Erzeugnisse derselben waren der vierte Teil des „Zarathustra", im Februar 1885 und kurz darauf „Jenseits von Gut und Böse." Nebenher ging das Schaffen an einem großen systematischen Werke, dem unvollendet gebliebenen „Willen zur Macht". Seine Vereinsamung nahm womöglich noch zu, seine Bücher waren unverkäuflich, sein Verleger wollte sie fortan nur noch auf N.s eigene Kosten drucken lassen. Den vierten Teil des „Zarathustra" ließ N. nur in vierzig Exemplaren für seine Freunde drucken, verschickte indessen nur sieben; soweit war der Kreis zusammengeschrumpft, von dem er Verständnis erwartete. Die Arbeit an dem „Willen zur Macht", das er als sein Hauptwerk betrachtete, verband sich mit einer tiefen Depression; er fühlte die Verantwortlichkeit schwer auf sich lasten, ob es ihm gelingen würde, den ganzen Umkreis seiner philosophischen Anschauungen den Anderen begreiflich darzustellen. Zugleich geriet sein Verleger in Zahlungsschwierigkeiten, was ihn zu langwierigen und aufregenden brieflichen Auseinandersetzungen nötigte. Er war häufig schlaflos. Seine Vereinsamung erreichte im Frühjahr ihre Vollendung dadurch, daß seine Schwester sich verheiratete (22. Mai 1885) und nach Paraguay auswanderte. „Dieser Frühling ist einer der melancholischsten Frühlinge meines Lebens", schreibt er Ende Mai 1885; „eine Melancholie sondergleichen wird alle Tage und besonders Abends über mich Herr, immer weil das Lama (seine Schwester) davonläuft." Auch im Hochgebirge hielt diesmal die Depression an. Auf einem vorübergehenden Aufenthalt in der Heimat vom September bis November befand er sich leidlich, vollständig wohl fühlte er sich erst wieder in Nizza Ende November. Hier war sein Kopf wieder frei: „noch niemals bin ich", schreibt er, „in einer solchen halkyonischen Meeres-Stille und Unbekümmertheit in meinem Süden angelangt, so daß selbst die Leibes-Gesundheit sich verbessert zu haben scheint trotz der greulichen Strapazen, welche ich mir seit Sils-Maria zugemutet habe." Doch wurde es im Dezember sehr kalt; sein Zimmer war ungeheizt, der Lärm in der Pension stark; infolgedessen befand er sich nicht wohl, das Einsamkeitsgefühl verursachte ihm „beinahe alle Wochen einen so plötzlichen Lebensüberdruß, daß es ihn krank machte". Doch hatte er Weihnachten wieder ohne Schlafmittel „schlafen gelernt".

Im Frühjahr 1886 reiste er in die Heimat. In Naumburg empfing ihn verfrühte dumpfe Hitze; mit seinem alten Freunde Rohde, der selbst in mißlicher Laune war, hatte er eine beide stark enttäuschende Zusammenkunft. Alle Versuche, einen Verleger für seine Bücher zu finden, waren vergeblich. N. fand es „einfach ekelhaft", daß er den Verlegern seine Bücher anpreisen mußte. „Was habe ich", schreibt er 8. Juli 1886 von Sils, „bei meinem letzten Aufenthalte in Deutschland wieder für Demütigungen und Dummheiten herunterschlucken müssen." „Ich habe Stunden einer seelischen Depression erlebt, die mir in wahrhaft schauerlicher Erinnerung sind. Die demütigenden Erlebnisse des Herbstes 1882, die ich beinahe vergessen hatte, kamen mir wieder in den Sinn." „Wo sind jene alten Freunde?" „Wie ein Fremder, Ausgestoßener wandle ich unter ihnen!" Auch in Sils-Maria kam er nicht sofort zu wenigstens körperlichem Wohlbefinden, weil der Sprung aus dem dumpfen heißen Naumburg in die ziemlich winterliche Luft des Hochgebirges ihn „abscheulich nervös" gemacht hatte. Noch Ende Juli war er „beständig indisponiert und nervös, schlecht schlafend, augenleidend, geistig müde — obschon bei alledem von gutem Aussehen". Juni 1886 erschien „Jenseits von Gut und Böse", auf seine eigenen Kosten gedruckt. Rastlos arbeitete er weiter, im Herbst an der Fortsetzung der „Fröhlichen Wissenschaft", im Dezember an dem „Willen zur Macht".

Wohl fühlte er sich erst wieder in Nizza bei Winterkälte und wolkenlosem Himmel, doch macht er auch hier Einschränkungen: „Übrigens sagt man mir, daß ich noch nie so gut ausgesehen hätte als diesen Winter. Tatsächlich fehlt noch viel an der wirklichen Gesundheit; ich erinnere mich aber eines ganzen Nachmittags, wo ich mir gesund vorkam, und es ist kein Zweifel, daß ich jeden Winter seit 7 Jahren einen Hops in der Richtung hin gemacht habe, wo die vollkommene Gesundheit wohnt" (26. Januar 1887). Immer wieder aber bricht die Klage über seine Vereinsamung durch, die ihn bei dem zunehmenden Bewußtsein seiner geistigen Bedeutung besonders schwer drückt: „es ist nicht unmöglich, daß ich der erste Philosoph des Zeitalters bin — — eine solche absonderliche Stellung büßt man beständig ab — durch eine immer wachsende, immer eisigere, immer schneidendere Absonderung — Jahrelang kein Labsal, kein Tropfen Menschlichkeit, nicht ein Hauch von Liebe." Dabei ist er nicht eigentlich nervös; das Erdbeben an der Riviera im Februar 1887, vor dem alles floh, läßt ihn kalt: „Mir selbst", schreibt er, „geht es gut; noch keinen Augenblick Schrecken — und sogar sehr viel Ironie!" Er blieb denn auch ruhig in Nizza. Sein Befinden schwankte ständig. Anfang April 1887 klagt er vom Lago maggiore aus: „Seit langer Zeit habe ich keinen guten Tag mehr gehabt, d. h. einen Tag, wo ich mich frisch, stark, fröhlich und voller Geist und Unternehmungslust fühle. Dabei ist aber doch Vielerlei fertig gemacht worden, trotz dem Widerstande der Gesundheit, und es gibt gute Gründe, mit dem ganzen Jahre zufrieden zu sein. In Hinsicht aber auf das, was ich nunmehr auf mir habe, bin ich jetzt voller Sorgen: das kann man nur mit der allertüchtigsten Frische der Gesundheit leisten." Tatsächlich arbeitete er beständig, „schwang außerdem die alten Knochen fleißig" und „lief" 4 bis 6 Stunden täglich „herum". Der Mai brachte wieder Bruch und Mißverständnis mit alten Freunden, der Sommer wieder eine ungeheure Leistung, die Schöpfung der „Genealogie der Moral" in kaum zwanzig Tagen. Im Herbst besuchte ihn sein Freund Deussen: er fand ihn schlaff, fast verfallen, körperlich und geistig überempfindlich, in den einfachsten fast ärmlichen Verhältnissen, sein Zimmer ohne Ordnung. Man darf dies nicht auf geistige Stumpfheit zurückführen, denn am 27. Mai

1888 schreibt er: „Ich habe mir vorgenommen, etwas wieder auf mich zu halten und der Nachlässigkeit im Äußern ein Ziel zu setzen. Das scheint mir auch ein Zeichen eines gewissen Fortschritts in der Besserung meiner Gesundheit? So lange man kaputt ist, macht man sich nichts draus, ob man auch so aussieht!"

Trotzdem war im Februar 1888 der Gesamtentwurf des „Willens zur Macht" abgeschlossen. Aber die Reizbarkeit und Depression erreichte im März einen Höhepunkt: „es steht wirklich diesen Winter schlimm mit mir", schreibt er, „ich verliere mich mitunter ganz aus der Gewalt, ich bin beinahe die Beute der düstersten Entschließungen." „Ich habe jahraus, jahrein zu viel Schlimmes hinunterschlucken müssen." „Das hat eine ganz und gar lächerliche und erbärmliche Verwundbarkeit schließlich hervorgebracht, dank der beinahe Alles, was von außen an mich herankommt, mich krank macht und das Kleinste zum Untier heranwächst. Eine unerträgliche Spannung liegt auf mir, Tag und Nacht, hervorgebracht durch die Aufgabe, die mir gestellt ist, und die absolute Ungunst aller sonstigen Verhältnisse zur Lösung einer solchen Aufgabe: hier steckt jedenfalls die Hauptnot. Das Gefühl, allein zu sein, der Mangel an Liebe, die allgemeine Undankbarkeit und selbst Schnödigkeit gegen mich." „Meine Gesundheit hat sich unter der Gunst eines außerordentlich schönen Winters, guter Nahrung und starken Spazierengehens ziemlich aufrecht erhalten. Nichts ist krank, nur die liebe Seele. Auch will ich nicht verschweigen, daß der Winter an geistigem Gewinn für meine Hauptsache sehr reich gewesen ist: also auch der Geist ist nicht krank, nichts ist krank, nur die liebe Seele." Wir haben hier wieder die gewohnte Depression nach Vollendung eines neuen Werkes. Im Frühjahr 1888 bereitete ihm die Nachricht, daß Georg Brandes an der Universität Kopenhagen Vorlesungen über seine Philosophie mit großem Erfolge gehalten habe, freudige Überraschung. Mai 1888 entstand „Der Fall Wagner", ein vorzeitig veröffentlichter Abschnitt aus dem „Willen zur Macht". Die Schwüle vertrieb ihn vorzeitig aus Turin, in Sils-Maria kam er in plötzliche große Kälte, die Folge war eine starke Erkältung mit Kopf- und Augenschmerzen, Mangel an Appetit und Schlaf; es war seine schlimmste „Influenzazeit". Aber mit vor Kälte erstarrten Fingern und schmerzenden Augen schrieb er das Druckmanuskript zum „Fall Wagner" und schrieb es, da es ihm als unleserlich zurückgeschickt wurde, in acht Tagen noch einmal ab. Die Folge war eine Häufung und Stärke der Migräneanfälle mit Schlaflosigkeit, wie in der schlimmsten Zeit des Jahres 1881. Das fürchterliche Wetter hielt an mit grauem Himmel, eisigen Winden und Regenströmen und wies ihn als einzigen Hôtelgast vollständig auf sein unheizbares, dumpfes Zimmer an. Zeitweise setzten heiße, schwüle Tage ein. Alles dies steigerte die Depression, die sich als übliche Nachwirkung nach Vollendung des „Fall Wagner" eingestellt hatte. Ihr entsprangen die ergreifenden Worte: „Seit der Zeit, da ich meinen Zarathustra auf dem Gewissen habe, bin ich wie ein Tier, das auf eine unbeschreibliche Art fortwährend verwundet wird. Diese Wunde besteht darin, keine Antwort, keinen Hauch von Antwort gehört zu haben." „Ich bin mitunter auf eine unbeschreibliche Weise melancholisch." „Ich wehre mich — mit vieler Erfindsamkeit gegen diesen Exzeß des Gefühls." Im August besserte sich das Wetter und sein Zustand. Rückschauend schrieb er am 3. August 1888: „Ich wußte sehr oft nicht, wie über eine unglaubliche Melancholie und Schwäche wegkommen." Es blieb indessen eine „absurde Insomnie", gegen die er seit Juli wieder Chloral nahm. „Als es wieder besser ging", schreibt er, „suchte ich den großen Zeitverlust für meine Tätigkeit durch eine um so angespanntere Arbeit auszugleichen." In weniger als 25 Tagen wurde die „Götzen-Dämmerung" „beschlossen, ausgeführt und druckfertig fortgeschickt." Inzwischen setzte im Engadin wieder schreckliches Wetter ein und verzögerte seine Abreise. Auf der Durchreise „durch die schlaffe und widrige Luft der Lombardei erschöpft", schreibt er, „kam ich in Turin an; aber seltsam! Wie im Ruck war alles in Ordnung, wunderbare Klarheit, Herbstfarben, ein exquisites Wohlgefühl in allen Dingen". Anfang Oktober bezeichnet er „diese fast plötzliche Rückkehr von Kraft und Selbstgefühl" als „geradezu wunderbar!" Bezeichnend für seine damalige Stimmung sind folgende Worte, die er im Dezember 1888 seiner Schwester schrieb: „Du hast nicht den entferntesten Begriff davon, nächstverwandt mit dem Menschen und Schicksal zu sein, in dem sich die Frage von Jahrtausenden entschieden hat, — ich habe, ganz wörtlich geredet, die Zukunft der Menschheit in der Hand." In dieser hochgesteigerten Stimmung, die mit unglaublicher geistiger Produktivität einherging, schrieb er die Selbstbiographie: „Ecce homo." Mitten in diese Stimmung hinein traf ihn nun eine Reihe verletzender Angriffe, die durch den „Fall Wagner" hervorgerufen waren. Der erste war ein schlimmer Brief seiner alten Freundin Malwida von Meysenbug. Auf diesen Brief hin, der von der völlig irrigen Ansicht ausging, als sei seine Gegnerschaft gegen Wagner neu, entwarf er schnell, um dies auch öffentlich zu widerlegen, die Schrift „Nietzsche contra Wagner", die ihn von morgens früh bis abends spät in Anspruch nahm. In diese Arbeit hinein traf ein öffentlicher Angriff von Richard Pohl im „Musikalischen Wochenblatt", der ihn um so tiefer traf, weil diese Zeitschrift von seinem eigenen langjährigen Verleger Fritzsch herausgegeben wurde. Seine gänzliche Isolierung enthüllte ihm die Tatsache, daß seine alten Jugendfreunde zu diesem Angriff vollständig schwiegen, nur ein einziger jüngerer Freund P. Gast sprach ihm brieflich seine Entrüstung aus. Es ergriff ihn tiefste Schwermut und völlige Schlaflosigkeit, die er nur teilweise durch immer stärkere Schlafmittel bekämpfen konnte. In diesem Zustande traf ihn das Schlimmste. Ein anonymer Briefschreiber brachte ihm den Glauben bei, Dr. Förster, sein Schwager, habe mit Zustimmung seiner Schwester einen Artikel gegen den Zarathustra geschrieben, der demnächst erscheinen solle. Dies versetzte ihn in die höchste Erregung; er schrieb an F. einen Brief, in dem er ihm in den leidenschaftlichsten Ausdrücken des Schmerzes vorwirft, ihm seinen treuesten angeborenen Jünger, seine Schwester, entwendet und verdorben zu haben; er richtet an Förster die bittersten Anklagen und fährt dann fort: „Ich nehme Schlafmittel über Schlafmittel, um den Schmerz zu betäuben, und kann doch nicht schlafen. Heute will ich soviel nehmen, daß ich den Verstand verliere." In diesem Zustande brach er in den letzten Tagen des Jahres 1888, also im 45. Jahre, auf der Straße plötzlich zusammen, er wurde mit Mühe in seine Wohnung gebracht, wo er zwei Tage lang lag, fast ohne sich zu rühren und ohne ein Wort zu sprechen. Dann stellte sich ein Erregungszustand ein, in dem er laut mit sich sprach, viel sang und spielte, auch den Begriff für den Wert des Geldes verloren hatte, und krankhaft erregte und verwirrte Briefe schrieb.

Auf diese Briefe hin wurde er von seinem Freunde Prof. Overbeck nach Basel geholt. Am 10. Januar 1889 wurde N. in der Basler Irrenklinik untergebracht, von wo ihn seine Mutter am 17. Januar abholte, um ihn in die Jenaer Irrenklinik zu überführen, wo er bis zum 24. März 1890 blieb. Die Mutter nahm ihn dann nach Hause. Von Prof. Binswanger in Jena wurde die Krankheit als atypische Paralyse festgestellt. Dieselbe bot im ersten halben Jahre das Bild eines starken Erregungszustandes mit Verwirrtheit und Größenideen. Allmählich trat Beruhigung und zeitweise Klarheit ein. N. zeigte dann anfänglich noch geistige Interessen, ging auch viel spazieren, seit Ausbruch der Erkrankung war er aber völlig außerstande, seine Arbeiten fortzusetzen. In den letzten Jahren seines Lebens war er völlig an den Sessel gefesselt, interesselos und wurde auch in seiner Sprache immer ärmer. Am 25. August 1900 starb er nach mehreren neuen Schlaganfällen, noch nicht 55 Jahre alt.

2. Beurteilung.

Nach dieser Krankengeschichte war N. erblich veranlagt zu Kurzsichtigkeit, Blutstauung („Blutandrang") im Kopfe, Kopfschmerz (auch die Schwester leidet daran) und Magenstörungen; außerdem bot er als Kind leichte Zeichen der „exsudativen Diathese" (Neigung zu Husten, Schnupfen, Heiserkeit). Die Körperanlage, die sich in diesen Zeichen ausspricht, führte während der Schulzeit zweimal (im 13. und 18. Lebensjahre) zu monatelangen Anfällen von Kopfschmerzen mit Herabsetzung der geistigen Arbeitsfähigkeit und

Gemütsverstimmung (Schulkopfweh). Zum dritten Anfall führte dieselbe im 21. Jahre unter dem Einfluß starker, geistiger Überanstrengung, feuchten Klimas (Bonn), vor allem aber starker Gemütserregungen (Konflikt mit seiner Burschenschaft, Selbstvorwürfe wegen Vergeudung von Zeit und Geld); diesmal äußerte er sich in Schmerzen nicht nur im Kopf und Gesicht, sondern auch in beiden Schultern und Armen, dauerte mehrere Monate und hinterließ einen sehr starken Depressionszustand, der erst allmählich unter dem Einfluß freudiger Erregung (Lob Ritschls) wich. Der vierte Anfall brach aus nach vorausgegangener starker körperlicher, mit Gemütserregung verbundener Überanstrengung (Krankenpflege im Kriege) im Gefolge einer Erkrankung an Ruhr und Diphtherie im 27. Jahre während stärkster geistiger, mit seelischem Konflikt verbundener Überarbeit (Professur, „Geburt der Tragödie") unter dem Einflusse feuchten Winterklimas (Basel Januar 1871); er äußerte sich in Leibschmerzen (Darmentzündung?) und Verstopfung (Hämorrhoidalbeschwerden?) und mit Reizerscheinungen von seiten des Magens (Erbrechen) und der Leber (Gelbsucht), hochgradigster Mattigkeit und Schlaflosigkeit. Dieser Anfall klang nach zweimonatiger Erholungspause in mildem Klima (Lugano) ab. Aber von nun (Ostern 1871) an stellten sich unter dem fortdauernden Einflusse der geistigen Überanstrengung und seelischer Erregungen (Professur, „Geburt der Tragödie") alle zwei bis drei Wochen kleine Anfälle ein; dieselben äußerten sich in Kopf- und Augenschmerzen mit Neigung zu Erbrechen („Migräneanfälle") und Schlaflosigkeit. Dieselben beeinträchtigten anfangs die körperliche und geistige Leistungsfähigkeit trotz fortdauernder stärkster geistiger Überanstrengung nicht wesentlich. Erst unter dem Einflusse starker seelischer Erregungen (literarische Angriffe 1872) und beruflicher Enttäuschungen (Gegnerschaft der Fachgenossen) entwickelte sich psychische Übererregbarkeit und Gemütsverstimmung. Im Gefolge einer Grippeerkrankung (Anfang 1873) und unter dem Einflusse feuchten Winterklimas (Basel), auch neuer seelischer Erregungen (Sorgen wegen des Wagnerschen Unternehmens) wurden die Kopfschmerzanfälle allmählich heftiger, länger und häufiger. Auch jetzt bewirkten kurze Erholungspausen (Weihnachten 1873 in Naumburg, Pfingstreise 1874) noch monatelang anhaltende Besserung. Nach einer schweren seelischen Erregung (Enttäuschung in der Freundschaft) aber trat bei feuchtem Winterklima (Basel Anfang 1875) eine neue wesentliche Steigerung der Heftigkeit, Dauer und Häufigkeit der Kopfschmerzanfälle ein, die nunmehr stets von starkem Erbrechen begleitet waren, und Erholungspausen und Kuren bewirkten keine, dauernde Regelung der Diät und Lebensweise dagegen noch eine kurze Besserung (August bis Nov. 1875). Dieser folgte indessen nach neuer Steigerung der Überanstrengung, neuen seelischen Erregungen („Richard Wagner in Bayreuth") und bei feuchtem Winterklima (Basel Anfang 1876) wieder eine Häufung außerordentlich heftiger Kopfschmerzanfälle mit Erbrechen, die nun starke Erschöpfung hinterließ. Eine zweimonatige Erholung (Montreux März-April 1876) brachte zwar noch eine Besserung der Heftigkeit der Anfälle, aber die Erschöpfung, Reizbarkeit und Depression blieb und machte die Teilnahme an den Nibelungenfestspielen in Bayreuth (Juli—August 1876) zu einer Strapaze und Enttäuschung. Ein einjähriger Urlaub (Okt. 1876 bis Okt. 1877) brachte wegen der Fortdauer stärkster seelischer Erregungen (Entfremdung von Wagner, neue philosophische Ideen) trotz Verringerung, doch nicht Einstellung, der geistigen Arbeit und trotz günstigen Klimas (Winter in Sorrent, Sommer in Rosenlaui) keine wesentliche Besserung. Bei Wiederaufnahme der Berufsarbeit und noch mehr bei Einsetzen des feuchten Winterklimas (Basel Anfang 1878) steigerte sich der Erschöpfungszustand unter Häufung heftigster Kopfschmerz- und Erbrechenanfälle. Teilweise berufliche Entlastung und Erholungsaufenthalte brachten keine Besserung. Erregungen stärkster Art („Menschliches Allzumenschliches" Mai, Bruch mit Wagner Juli 1878) bewirkten Verschlimmerung, Fortsetzung der geistigen Überanstrengung bei Wiedereintritt des feuchten Winterklimas den Zusammenbruch (Basel Ostern 1879). Die vollständige Einstellung der geistigen Arbeit unter Aufgabe des Berufs (Pensionierung), der Fortfall langjähriger seelischer Erregungen (endgültige Lösung des Verhältnisses zu Wagner) und ungünstiger klimatischer Verhältnisse (Weggang von Basel) bewirkten allmähliche Besserung, die sich zuerst in Fortfall der Brechanfälle, nach Monaten auch in Verringerung und Linderung der Kopfschmerzanfälle, nach einem halben Jahre in Wiederherstellung der Körperkraft äußerte. Doch war jetzt die Empfindlichkeit gegen klimatische Einflüsse so stark geworden, daß trotz Fortfalls der geistigen Arbeit und seelischer Erregungen ungünstiges Winterklima (Naumburg 1879 bis 1880) einen Rückfall schlimmster Art hervorrief. Erst die dauernde Vermeidung aller ungünstigen klimatischen Verhältnisse soweit als möglich (regelmäßiger Wechsel zwischen Hochgebirge im Sommer, Italien im Winter) bewirkte trotz Fortdauer starker geistiger Anstrengungen und seelischer Erregungen im Laufe von zwei Jahren (bis Januar 1882) eine allmähliche Besserung. Doch blieb ein Dauerzustand von außerordentlicher Reizbarkeit, leichter Erschöpfbarkeit und Depression mit periodischen Anfällen von Kopfschmerz mit und ohne Erbrechen, vereinzelt auch von längerem Rückenschmerz (Winter 1884—85) zurück, in dem schon klimatische Einflüsse leichtester Art (Wolkenbedeckung, Zunahme der Luftfeuchtigkeit, Gewitter, das Nahen eines Sturmes, Hitze) Verstopfung und Kopfschmerz, seelische Erregungen (literarische Enttäuschungen, Entfremdung von Freunden, zunehmende Vereinsamung) starke Steigerungen der Depression, geistige Überanstrengung Schlaflosigkeit hervorrief. Vollständig gesund fühlte N. sich nur während eigenartiger Erregungszustände, die sich seit dem Sommer 1881 einstellten und die Perioden besonderer Steigerung seiner Schaffenskraft („Inspiration") bezeichneten. Auf diese Erregungszustände, die mit starker geistiger Überanstrengung verbunden waren, folgte regelmäßig eine auffällige Steigerung seines Depressionszustandes. Unter diesem ständigen Wechsel von Erregung und Depression und den erregenden Einflüssen ständigen Hotellebens und zunehmender Vereinsamung steigerte sich allmählich Reizbarkeit, Erschöpfbarkeit und Depression und erreichte im März 1888 einen Höhepunkt. In diesem Zustande verursachten außerordentlich schlechte Wetterverhältnisse (Schwüle in Turin im Frühjahr, Kälte und Regen im Engadin im Sommer) eine Häufung und Steigerung der Kopfschmerzanfälle wieder mit Erbrechen wie in der schlimmsten Zeit. Hiervon verblieb Schlaflosigkeit. Nun traf mit starker geistiger Überanstrengung eine Häufung schwerster seelischer Erregungen (Brief M. von Meysenbugs, Angriff Pohls, vermeintlicher Angriff Försters unter Billigung seiner Schwester) zusammen und steigerte Kopfschmerzen, Erregung, Depression und Schlaflosigkeit aufs höchste. In diesem Zustande erfolgte im 45. Lebensjahre (Ende 1888) ein paralytischer Anfall. Seitdem war N. zu geistigen Leistungen schöpferischer Art nicht mehr fähig und bot das Bild der Paralyse, welch letztere nach 12jähriger Dauer unter allmählicher Verblödung nach drei weiteren Anfällen zum Tode führte.

In diesem Krankheitsverlaufe muß man den Zustand vor dem 45. Lebensjahre als eine Neurasthenie schwerster Art bezeichnen. Die Anfälle von Schulkopfweh, der Rheumatismusanfall im 21. Jahre, die sog. Migräneanfälle, der Rückenschmerz sind Einzelerscheinungen dieser Neurasthenie, ebenso wie die Übererregbarkeit, die ungewöhnliche Anfälligkeit, die Depression, die Erschöpfbarkeit und Schlaflosigkeit. Mit dem Anfall von Ende 1888 beginnt eine neue Krankheit, die Paralyse; diese hat mit der Neurasthenie keinen ursächlichen Zusammenhang. Das geistige Schaffen N.s gehört allein der neurasthenischen Krankheitsperiode an.

Auffällig ist bei N.s Neurasthenie die ganz außerordentlich starke Überempfindlichkeit für Kälte (feuchtes Wetter, Wolkenbildung, Sturm als Anzeichen der Senkung des Luftdrucks), Wärme (Sonnenhitze, Schwüle), Ruhe (Bedürfnis viel zu wandern), Elektrizität (Gewitter) und seelische Erregung in Form der geistigen Überanstrengung und der Gemütserregung. Die Überempfindlichkeit gegen diese Einflüsse ist häufig in gleicher Stärke beim gewöhnlichen Rheumatiker ausgebildet, sie erinnert stark an die gleiche Empfindlichkeit Bismarcks. Sie belästigte N. deshalb besonders stark, weil die Fähigkeit zu seiner Art von Arbeit, also höchstwertiger Gehirnarbeit, schon durch geringste Kopfbeschwerden stark beeinträchtigt wird.

Die außerordentliche Empfindlichkeit gegen Wettereinflüsse zwang N. seine abnorme Lebensweise auf, die stark an das unruhige Wanderbedürfnis Scheffels erinnert. N. wurde durch die Notwendigkeit, ständig dem Wetter entsprechend den Ort zu wechseln, zu vollständiger Heimatlosigkeit und zum Verlust aller Bequemlichkeiten des Lebens und der Ruhe der eigenen Häuslichkeit verurteilt. Hierdurch aber wirkte seine Lebensweise wieder auf ihn als neue Ursache seelischer Erregungen und damit als krankheitssteigernder Reiz.

Bewundernswert ist die an Bismarck erinnernde ungeheure Energie, mit der N. selbst in den schlimmsten Krankheitszeiten weiter arbeitete und nur bei völliger Unmöglichkeit seine Tätigkeit einschränkte oder einstellte. Doch zwangen ihn die Schwankungen seiner Arbeitsfähigkeit zu häufiger Arbeitsunterbrechung. Sie wurden dadurch die Ursache der Abgerissenheit seines Stils. Der Aphorismus also, in dem er sich rühmt Meister zu sein, ist ein Erzeugnis seiner Neurasthenie, ebenso wie die Systemlosigkeit seiner Schriften. Die Arbeitsenergie N.s verdient um so mehr unsere Bewunderung, wenn wir sie mit der Untätigkeit Mörikes vergleichen, der ebenfalls Neurastheniker war. Sie ist der Ausdruck der viel größeren Willensstärke N.s, aber auch seiner viel größeren Begabung und Ideenfülle: N. hatte viel zu sagen, Mörike nicht.

In merkwürdigem Gegensatze zu der fast beispiellosen Energie, die N. in seiner Arbeit entwickelte, steht seine eigentümliche Widerstandslosigkeit gegen gewisse Einflüsse, die auf sittlichem Gebiete liegen. Nämlich einmal sein übergroßes Zartgefühl für fremdes Leid (seelische Erschütterung durch die Kriegserlebnisse, Anteilnahme an Wagners Schwierigkeiten). Diesem Zartgefühl verdanken wir seine ersten beiden Wagnerschriften (Geburt der Tragödie, Richard Wagner in Bayreuth). Es bringt ihn in schwersten Konflikt mit einer andern scharf ausgeprägten Eigentümlichkeit seines Charakters, seiner Gewissenhaftigkeit, und verursacht ihm dadurch schwerste

seelische Erregungen. Eine andere Seite seines übergroßen Zartgefühls ist seine überstarke Empfindlichkeit für Charaktermängel anderer (Wagners Charaktereigentümlichkeiten, David Strauß, der „Bildungsphilister"). Die gemeinsame Wurzel dieser beiden Eigentümlichkeiten ist eine Überempfindlichkeit auf sittlichem Gebiete. Eine andere Seite seiner seelischen Überempfindlichkeit ist sein großes Bedürfnis nach Zustimmung, das sich in seinen ständigen Klagen über Vereinsamung ausspricht. Auch Bismarck empfand den plötzlichen Verlust seiner Freunde als „Eingriff in seine Nerven"; er litt aber unter dieser Vereinsamung bei weitem nicht so stark wie N. Dies hat seine Ursache in der ungenügenden Stärke des Willens zur Selbstbehauptung bei N.: N. war keine Kampfnatur. Sein Verhängnis war nun, daß ihn sein Scharfsinn gerade durch seine moralische Feinfühligkeit in völlig neue Wege zwang, die ihn in Gegensatz zu der bisher gewohnten und beliebten Denkart brachten; seine Forschung nahm ihm also gerade infolge seiner Feinfühligkeit alle Anhänger und zwang ihn zum Kampfe. Die inneren Gegensätze, die hieraus entstanden, diese „Antinomie", ist der ständige Gegenstand seiner Seelenkämpfe, und weil er in diesen Kämpfen niemals endgültig Sieger blieb, diese Gegensätze in sich niemals vollständig überwand, so wurden sie damit auch die seelische Ursache seiner Neurasthenie. Sie machte ihn also krank, brachte ihn aber auch zu der Selbsterkenntnis, daß seine Schwäche auf dem Gebiete des Willens lag. Dieser Selbsterkenntnis entspringen die Worte: „Man muß den Gegensatz in sich haben — die zarte Empfindung und die Gegenmacht: nicht zu verbluten" (1888). Er rang ständig um diese Gegenmacht, und dieses Ringen führte ihn zur Entdeckung der Tatsache, daß die eigene geistige Persönlichkeit sich selbst nur durch Ablehnung und Kampf gegen anders gerichtete geistige Kräfte behaupten kann, also durch den „Willen zur Macht", der sich ihm damit als das oberste Lebensprinzip ergab — eine Tatsache, die dem harmonischen Menschen, wie wir an der Kraftnatur Bismarcks sehen, eine unbewußte Selbstverständlichkeit ist.

Diese Selbsterkenntnis zeigte ihm aber ferner, daß edlere Geister ihre Freiheit erkämpfen müssen weniger gegen untersittliche Strömungen, als vielmehr gegen die Übertreibung gerade sittlicher Beweggründe, wie er selbst gegen die Gefahr des Mitleids. Dadurch wurde er zum unerbittlichen Gegner der Religion des Mitleids, also zum Gegner des Christentums, wie er es auf Grund seiner Erziehung verstand. So wurde seine Neurasthenie nicht nur die Ursache seines Stils, sondern auch der Wegweiser zu seiner großen philosophischen Entdeckung und der negativen Folgerung, die er aus ihr zog, seinem Antichristentum.

Die Schwäche auf dem Gebiete des Willens, der er sowohl seine Entdeckung wie seine Krankheit verdankte, hatte ihre Ursache in einer Disharmonie, einer Gleichgewichtsstörung seiner geistigen Anlage. N. hatte nicht die Willensstärke, die bei einem solchen Übermaß von Scharfsinn und Feinfühligkeit notwendig war für den Kampf, den das Leben dem Besitzer einer so gefährlichen Waffe aufdrängt. Wir sehen das deutlich bei einem Vergleiche mit Bismarck, dessen dämonische Willenskraft bei gleich hoch entwickeltem Scharfsinn und gleicher Feinfühligkeit eben noch zu diesem Lebenskampfe ausreichte. Das Übermaß von Scharfsinn und Feinfühligkeit, das wir bei diesen Männern beobachten, verlangt eben, wenn ein harmonischer Mensch entstehen soll, auch ein Übermaß an Willenskraft; die einfache Arbeitsenergie N.s, so bewundernswert sie ist, genügt hierzu nicht.

Diese Gleichgewichtsstörung der geistigen Anlage N.s war in dem Bau, in der Konstitution seiner Persönlichkeit begründet, sie war also „konstitutionell". Damit kennzeichnet sich also auch seine Neurasthenie nicht einfach als allein durch Erschöpfung erworben wie bei Bismarck, wenn diese auch bei N. stark mitwirkt, sondern vor allem als in der geistigen Anlage begründet, wir müssen sie demgemäß als eine Veranlagungs- oder konstitutionelle Neurasthenie bezeichnen. Also erst durch die disharmonische geistige Veranlagung N.s wurden die Erlebnisse, an denen er sich aufrieb, zum Gegenstand ständiger innerer Kämpfe und damit zu Erregungsursachen.

Der Einfluß der Veranlagung wurde noch gesteigert durch Verwöhnung. N. war Pfarrerssohn, für den eine besonders bevorzugte und angesehene gesellschaftliche Stellung selbstverständlich ist. Dieses gleichsam angeborne Vorurteil wurde durch mehrere Umstände noch gesteigert. Erstens war er einziger Sohn einer Witwe und wuchs auf in einem großen rein weiblichen, in ständiger Sorge um ihn und seine Schwester bemühten Kreise. Ferner war er von Jugend auf von einem Kreise von Freunden umgeben, die ebenso wie seine Schwester ihn wegen seiner glänzenden Begabung vergötterten. Schließlich brachten ihn seine Begabung und glückliche Umstände ohne sein Zutun unglaublich frühzeitig (mit 24 Jahren) an das glänzendste Ziel, das sich ein deutscher Akademiker setzen kann, in die Universitätsprofessur. Demgegenüber fehlte vollständig das Mittel, das sonst jeden Menschen geistig abhärtet, der Kampf ums tägliche Brot: N. hat, wenn er sich auch zeitweise stark einschränken mußte, doch nie eigentliche Geldsorgen gehabt. So wirkte bei N. alles zusammen, um seine angeborne Willensschwäche zu steigern.

Diesen geistig — nicht körperlich — verwöhnten, überfein empfindenden Mann zwang nun seine Krankheit dazu, das glänzende Ziel der Universitätslaufbahn wieder fahren zu lassen. Damit aber war er weiter nichts als ein vorläufig kaum bekannter Schriftsteller. Er war also, wenn man seine damalige fast völlige Unbekanntheit bedenkt, für seine Freunde und die Laienwelt nach anfänglich glänzendem Aufstieg „entgleist". Auch ihm selbst, dem überfein Empfindenden, kann dies drückende Gefühl, große Hoffnungen enttäuscht zu haben, nicht fremd geblieben sein, und es ist ihm sicher auch aus dem Verhalten seiner Freunde hie und da entgegengetreten; das zeigen manche seiner Äußerungen, so schreibt er z. B. Oktober 1886: „Ich habe kein Amt, folglich auch keine ‚Autorität', wer mir jetzt noch gewogen ist, macht sich privatim ein wenig über mich lustig und — es tut mir nicht weh."

Hinzu kam die Loslösung aus jedem Familienverhältnis, jedem Freundeskreis und überhaupt aller Ständigkeit der Um-

gebung durch sein dauerndes mit stetem Ortswechsel verbundenes Gasthausleben, das natürlich auch die äußere Vereinsamung aufs Höchste steigern mußte. So vereinigte sich alles, um ihm die für das Genie naturgemäße Vereinsamung zum furchtbaren, ihn ständig erregenden und damit seine Neurasthenie ständig verschlimmernden Schicksal zu machen, dieselbe Vereinsamung, unter der gerade sein Meister und Vorbild Schopenhauer, aber auch ein Mozart, ein Beethoven, ein Böcklin, ein Thoma, ja auch sein Freund Richard Wagner und bis zu einem gewissen Grade selbst Kant, Herder, Schiller und Goethe gelitten haben, ohne zu erkranken.

Die Verbitterung, die hierdurch bei diesem schweren Neurastheniker entstehen mußte, der sich seiner geistigen Bedeutung ständig mehr bewußt war, erklärt vollauf manche Geschmacklosigkeit und Maßlosigkeit, ebenso wie als Gegenwehr auch manche Äußerung übertriebenen Selbstgefühls in seinen späteren Schriften, und es ist nicht nötig, wie es Möbius tut, hierzu auf die Paralyse zurückzugreifen.

Auch für die Erregungszustände, die seit dem Sommer 1881 das Schaffen N.s begleiten, ist das nicht erforderlich. Möbius sucht sie als Perioden paralytischen Größenwahns zu erklären, er sagt aber selbst, daß „es manchmal schwer zu sagen ist, ob es sich noch um überreiztes Selbstgefühl oder schon um paralytischen Größenwahn handelt". Tatsächlich äußerte sich das hohe Selbstgefühl N.s schon viel früher in ganz gleicher Weise, so schreibt er über sich schon 1874, wo jeder Verdacht einer Paralyse noch vollständig ausgeschlossen war: „Dafür bekommen wir alle in den nächsten Jahren etwas zu erleben, worum uns alle Vor- und Nachwelt beneiden darf." Des weiteren haben die Erregungszustände N.s und sein hohes Selbstgefühl ihre Parallelen in ähnlichen Erscheinungen bei anderen genialen Persönlichkeiten. Auch Goethe (Dichtung und Wahrheit 16. Buch) empfand seine dichterische Produktion als naturhaft unwillkürlich und schildert uns eigenartige Zustände von Erregung, die bei ihm die Perioden dichterischer Hochproduktion begleiteten. Ferner bezeugen uns u. a. Schiller

in seinem Gedichte „Die Teilung der Welt“ und Dehmel in den Worten:

„Schaffenslust, das ist die Quelle,
die den eignen Grund zerspellt.
Einen Trunk aus dieser Welle,
und du schmeckst das Glück der Welt.“

daß auch bei ihnen das dichterische Schaffen von einem eigenartigen Glücksgefühl begleitet war. Und das hohe Selbstgefühl N.s hat seine Parallelen beispielsweise in Kants Behauptung, seine „Kritik der reinen Vernunft“ sei der erste Fortschritt der Philosophie seit Plato, in zahlreichen Äußerungen Fichtes, die den von mir angeführten Äußerungen N.s an Selbstbewußtsein kaum etwas nachgeben und in der Überzeugung Goethes, daß die Ideen seiner großen Werke Eingebungen „von oben her“ seien, und daß die Spur von seinen Erdentagen nicht in Aeonen untergehen werde. Schließlich erinnert das Gesundheitsgefühl N.s während seiner dichterischen Erregungszustände lebhaft an die jedesmal mit der Kriegserklärung plötzlich einsetzende „Gesundheit“ Bismarcks während der Feldzüge von 1866 und 1870/71, der ganz wie bei N. auch jedesmal eine um so stärkere Erschöpfung folgte.

Der Abstand der das Schaffen N.s begleitenden Erregungszustände und seines Selbstgefühls von der Norm ist also keinesfalls so groß, wie Möbius es darstellt. Es ist auch hier notwendig, N. nicht mit dem Durchschnittsmenschen, sondern mit Menschen ihm gleicher Art, also mit genialen Menschen, zu vergleichen. Was Möbius beansprucht für die Abweichungen des Bildes der Paralyse von dem Bilde, das der kranke N. vor 1888 darbot, das gilt vor allem von der Neurasthenie und von dem ganzen Geistesleben des Genies: sie sind uns noch zu wenig bekannt, um jede Abweichung von der Erscheinung des Spießbürgers gleich als krankhaft zu bezeichnen.

Wir können also nicht umhin, uns der Auffassung N.s selbst anzuschließen, daß die Erregung bei der Konzeption seiner Werke der Zustand der „Inspiration“ war, der uns vor allem aus der Religionsgeschichte bekannt ist, der Zustand also, um einige Beispiele anzuführen, in dem Moses (2. Mos. 3, 4) unter der Vision eines brennenden Dornbusches die Sendung empfing, „die Kinder Israels aus Ägypten zu führen", Jesaja (Jes. 6) unter der Erscheinung eines Seraphen, der mit einem glühenden Stein seinen Mund berührte, berufen wurde, der Sittenrichter seines Volks zu sein und in dessen Politik einzugreifen, Hesekiel (Hes. 1 bis 3) unter der Erscheinung des von Cheruben gezogenen, in Feuer gehüllten Wagens Jahves zum „Wächter für das Haus Israel" bestellt wurde, Mohammed unter Lichterscheinungen den Auftrag erhielt, „der Mahner seines Volkes" zu sein, Gautama unter der Erscheinung des von Götterscharen umringten Indra auszog, um als Buddha „die höchste Erleuchtung zu erlangen" und „der Welt-Heil und Erlösung zu bringen". Man ist gewohnt, von „Inspiration" ernstlich nur auf religiösem Gebiete zu sprechen. Hierzu liegt psychologisch genommen kein Grund vor. Schon von unseren Beispielen gehört das des Moses gar nicht und das des Jesaja nur zum Teil dem Gebiete der Religion an. Wir müssen also annehmen, daß der Seelenvorgang der „Inspiration" das Auftauchen jeder neuen schöpferischen Idee im Geiste des Menschen — so bei N. einer philosophischen, bei Goethe einer künstlerischen — begleiten kann[1]. Wir verdanken also N. die erste sozusagen objektive kühl beobachtende Schilderung dieses psychologischen Vorgangs, und deshalb ist N.s Schilderung wissenschaftlich von allergrößtem Werte.

Suchen wir das Wesen der „Inspiration" zu fassen, so ist für dieselbe kennzeichnend: 1. der neue plötzlich im Menschen auftauchende schöpferische Gedanke, 2. die sein Auftreten begleitende mächtige, sich meist bis zu Sinnestäuschungen steigernde Erregung, 3. der mit dem Gedanken verbundene und als befehlartiger Antrieb („Berufung") empfun-

[1]) Auch die Selbstbeobachtung Bismarcks in den „Gedanken und Erinnerungen" II, S. 194, gehört offenbar hierher. Und der mit geballten Fäusten leicht vornüber gebeugte, offenbar angespannt horchende Beethoven Max Klingers, auf den die Engel zeigen und vor dem der Adler scheu zurückweicht, scheint mir eine bildliche Darstellung des Künstlers im Augenblick der „Inspiration" zu sein.

dene Drang zur Ausführung desselben, 4. die mit dem Willen zur Ausführung verbundene hohe Steigerung des Selbstbewußtseins.

Bei der Annahme des Vorhandenseins der Paralyse auch schon vor 1888 ist noch eine Tatsache besonders auffällig, die Möbius selbst hervorhebt mit den Worten: „Trotz und während der Gehirnkrankheit wächst N.s Geist und trägt Früchte." Und Möbius stellt auch fest, daß eine derartige Erscheinung bei Paralytikern der ganzen bisherigen ärztlichen Beobachtung widerspricht. Die Annahme des Vorhandenseins der Paralyse vor 1888 bei N. ist also sehr unwahrscheinlich [1]). Leider hat ein ärztlicher Fachmann N. in jener Zeit nicht beobachtet. Die ausgebrochene Paralyse fand Binswanger „atypisch", also nicht dem gewöhnlichen Krankheitsbilde entsprechend, es ist deshalb besonders bedauerlich, daß auch die anatomische Untersuchung des Gehirns nach seinem Tode, die Klarheit hätte schaffen können, unterlassen worden ist.

Von praktischer Wichtigkeit ist die Frage, wie in bezug hierauf seine Schriften aus dieser Zeit zu beurteilen sind. Und da muß festgestellt werden, daß die Ideen N.s nicht dadurch widerlegt sind, daß N. an Paralyse erkrankt ist. Möbius, der aus seiner Gegnerschaft gegen die philosophischen Gedankengänge N.s kein Hehl macht, sagt selbst über den Zarathustra, der seiner Ansicht nach im paralytischen Größenwahn entstanden ist: „Mit der Aussage, daß der Zarathustra das Werk eines Gehirnkranken sei, ist die Prüfung nicht überflüssig geworden. Weder ist damit behauptet, daß das Buch wertlos wäre, noch daß alles Abnorme in ihm auf die Paralyse zu beziehen wäre. Die Bekenntnisse Rousseaus sind zweifellos das Werk eines Geisteskranken und doch eines der

[1]) Auch die charakteristische Schreibstörung des Paralytikers hat Möbius in den Manuskripten N.s nicht finden können. Die Schreibstörung N.s war eine leichte Form des Schreibkrampfes, der ja bei Neurasthenikern sehr häufig ist. Das sieht man z. B. deutlich an den der Deussenschen Schrift beigegebenen Briefen in Faksimile, besonders dem zweiten, der aus dem Jahre 1870 stammt (dort S. 72). Ich mache besonders auf die Worte „begeisterte" in der vierten und „Treulichst" in der vorletzten Zeile von unten auf der letzten Seite aufmerksam.

wertvollsten Bücher", er mahnt lediglich zur Vorsicht: „Wenn ihr Perlen findet, so denkt nicht, daß das Ganze eine Perlenschnur wäre. Seid mißtrauisch, denn dieser Mann ist ein Gehirnkranker."

Werfen wir noch einen Blick auf die Art und Weise, mit der N. seine Beschwerden bekämpfte. Tägliche Wanderungen behufs Regelung der Verdauung, kalte Bäder, immer neue Änderungen der Diät und ständige Flucht vor den Unbilden der Witterung waren seine Hauptmittel. Dazu kamen Arzneien, besonders Schlafmittel, unter diesen das Chloral. Dieselben Mittel wendet der Arzt noch heute bei nervösen Zuständen an. Allerdings hat uns die Chemie an Stelle des Chloral unschuldigere Schlafmittel gegeben. Zu N.s Heilmitteln gehört aber auch seine Schriftstellerei. Er bezeichnet sie selbst als sein Heilmittel, wie wir gesehen haben. Und wir müssen heute auch vom ärztlichen Standpunkte aus sagen, mit Recht. Er spricht sich nämlich durch sie aus und bekanntlich hat Freud uns zum Bewußtsein gebracht, daß die Aussprache das hervorragendste Mittel zur Lösung innerer Konflikte ist. N.s Schriftstellerei entspringt also demselben Triebe, dem wir Goethes Kunst verdanken. Auch von ihm gilt, was Goethe durch den Mund des Tasso von sich sagt:

„Und wenn der Mensch in seiner Qual verstummt,
Gab mir ein Gott zu sagen, was ich leide,"

und er spricht es, wie wir gesehen haben (S. 45: 1. Juni 1874) unter Anspielung auf dieses Wort selbst aus.

Die Werke N.s verdanken wir also, ärztlich gesprochen, dem Bedürfnis des Neurasthenikers, sich durch Aussprache von seinen inneren Dissonanzen zu befreien. N. nimmt hierin also, ebenso wie Goethe, die neuesten Errungenschaften der ärztlichen Kunst vorweg.

Aber alle diese Mittel reichten nicht aus, um N. seine Schmerzen und seine Anfälligkeit zu nehmen. Und auch die Ärzte seiner Zeit haben ihm hierzu nicht verholfen, obgleich er die ersten Größen der damaligen Wissenschaft um Rat fragte. Ja, sie haben nicht einmal alle erkannt, daß es sich bei ihm um rein funktionelle (nervöse) Störungen handelte. Die Ursache seiner Erkrankung wurde bald in einem Augenleiden, bald in einem Gehirnleiden, bald in einer Magenerkrankung gesucht. Dieses unsichere Suchen macht auch auf den Fachmann heute einen unerquicklichen Eindruck. Doch dürfen wir nicht vergessen, daß wir heute in einer unvergleichlich viel günstigeren Lage sind, als der damalige Beobachter. Denn wir überblicken den ganzen Verlauf des Leidens, der den Nachweis erbrachte, daß es sich um eine wirkliche Organkrankheit nicht handeln konnte. Noch heute gehört es bei Krankheitszuständen, wie den Migräneanfällen N.s, zu den schwierigsten Aufgaben des Arztes, zu entscheiden, ob bloß eine Betriebsstörung, also ein nervöser Zustand, oder eine Organkrankheit vorliegt. Und der Blick des Arztes war damals noch weniger als heute auf die Aufsuchung rein nervöser Zustände eingestellt. Es ist deshalb sehr bemerkenswert und beweist einen scharfen Blick, daß N.s Schwester zuerst herausgefunden hat, daß es sich bei den Schmerzanfällen ihres Bruders in erster Linie um Überanstrengungserscheinungen handelte.

III.

Scheffel.

1. Krankheitsverlauf.

Josef von Scheffel, geboren den 26. Februar 1826, körperlich kräftig gebaut, erblich belastet (Vater krittlig, häufig an Ohnmacht- und Schwindelanfällen leidend, Mutter aufgeregt, von Gesichtsschmerzen geplagt, deprimiert, jüngerer Bruder Krüppel und Cretin, Schwester zu Schwermut geneigt), kurzsichtig, zeigte seine hervorragende geistige Begabung und Arbeitsfähigkeit in seinen spielend erledigten Studien (1843 mit $17\frac{1}{2}$ Jahren Abitur, 1848 mit 22 Jahren juristisches Staatsexamen trotz innerer Abneigung und trotz einjähriger Unterbrechung des Studiums durch politische Tätigkeit). Während des Universitätsstudiums war er Verbindungsstudent mit dem üblichen Trinkgebrauche, der auch später, wie unter Akademikern üblich, jedoch nicht übermäßig und nur zeitweise bei vorhandener Geselligkeit fortgesetzt wurde. Von dem nunmehrigen Eintritt in das Berufsleben ab schuf ihm seine peinliche Gewissenhaftigkeit in Verbindung mit seinem stark ausgeprägten Rechts- und Ehrgefühl vielfach besondere Schwierigkeiten. Diese wurden noch vermehrt durch seine demokratische und großdeutsche Überzeugung, die die Zustände nach 1848 und den immer mehr hervortretenden Gegensatz zwischen Preußen und Österreich als Unrecht empfand. Hinzu kam seine Abneigung gegen den juristischen Beruf an sich. So wurde ihm der Dienst bei den Amtsgerichten in Säckingen und Bruchsal, den er vom 24. bis 26. Jahre (1850—52) versah, zu einer Quelle von Erregungen, die noch durch Zweifel an der Richtigkeit seiner Berufswahl vermehrt wurden. In gleicher Richtung wie diese Umstände wirkte die geistige Anstrengung, die mit seinen gleichzeitigen geschichtlichen und rechtswissenschaftlichen Nebenstudien verbunden war. Die allmähliche Steigerung seiner seelischen Reizbarkeit durch alle diese Umstände zeigt sich daran, daß ihm seine politische Überzeugung, die doch die gleiche war wie die vieler seiner in Amt und Würden stehenden Freunde, die Übernahme einer Beamtenstellung, die nach der Absicht des Vaters sein Lebensziel sein sollte, innerlich überhaupt und für die Dauer unmöglich machte.

Nach längerem ihn stark erregenden Kampfe mit den Eltern erhielt er deren Zustimmung zum Wechsel seines Berufs und ging, um sich zum Maler auszubilden, nach Italien, wo er fast ein Jahr (Juni 1852 bis Mai 1853) in angenehmster Weise künstlerisch arbeitend verlebte. Allmählich ergriffen ihn wieder neue Berufszweifel: er wurde an seinem Berufe zur Kunst irre und dichtete in der beispiellos kurzen Zeit von noch nicht drei Monaten (Februar bis Mai 1853) den „Trompeter von Säkkingen".

An diese Überanstrengung schlossen sich unmittelbar Aufregungen durch mißliche Verhältnisse zu Hause (Aufhebung der Verlobung der Schwester) und erregte Verhandlungen mit den Eltern über einen neuen Berufswechsel. Hiernach setzte in Karlsruhe der erste fünfmonatige (Mai bis Oktober 1853) Kopf- und Augenschmerzanfall ein mit vollständiger Arbeitsunfähigkeit, anscheinend auch mit Stuhlverstopfung verbunden. Trotz noch nicht völliger Beseitigung desselben folgte wieder starke geistige Anstrengung durch den neuen Berufswechsel, Vorbereitung auf die Privatdozentur und eingehende historische Studien (Heidelberg Oktober 1853 bis April 1854), zugleich trinkfreudige Geselligkeit. Infolgedessen verschlimmerten sich die Beschwerden wieder, er mußte die Studien wegen der noch vorhandenen Beschwerden abbrechen und unternahm eine Erholungsreise an den Bodensee und in die Alpen (April bis September 1854), benutzte diese aber wieder zu stärkster geistiger Anstrengung, indem er in der auffallend kurzen Zeit von 4 bis 5 Monaten, die noch durch eine akute Halsentzündung unterbrochen wurde, auf Grund gleichzeitiger genauester historischer Quellenstudien den „Ekkehard" schrieb. Unmittelbar an diese starke geistige Überanstrengung schloß sich eine weitere anstrengende und ihm „peinliche" geistige Arbeit von 4 bis 5monatiger Dauer (September 1854 bis Februar 1855), die Bearbeitung der wissenschaftlichen Anmerkungen zum „Ekkehard". Hierauf folgte nach kurzer, einige Wochen dauernder ungestümer Freude in Karlsruhe allgemeine Abgespanntheit und Erschöpfung. Seitdem fühlte Sch. sich nicht mehr wohl und vermied ängstlich alle Aufregungen und lebhaftere Geselligkeit, noch nach Jahren hatte er das Gefühl, er habe sich am „Ekkehard" zuschanden gearbeitet.

Trotzdem faßte er sofort wieder neue Pläne zu großen historischen Romanen, von denen ihm indessen keiner mehr gelang, die ihn aber bei seiner großen Gewissenhaftigkeit während der nächsten Jahre zu ständigen wissenschaftlichen Studien eingehendster Art veranlaßten. Eine Erholungsreise bei sehr ungünstigen stark „nervenangreifenden" klimatischen Verhältnissen (heißer Sommer in Venedig 1855) benutzte er zu diesen Studien bis zu völliger Arbeitsunfähigkeit und starker Abmagerung und ging dann zur Erholung nach Südtirol, wo er neben Studien große Bergwanderungen unternahm. Hier wiederholte sich bei einer Bergbesteigung der Kopf- und Augenschmerzanfall von 1853 mit vollständiger Leistungsunfähigkeit und Stuhlverstopfung, diesmal mit Schmerzen im ganzen Körper und starker Depression verbunden und zwang ihn zur Rückkehr nach Karlsruhe, wo der Anfall mit kurzer Unterbrechung (Dezember 1855) 8 bis 9 Monate (bis Mai 1856) dauerte. Auch während dieses Anfalls blieb er nicht untätig, sondern dichtete (im Laufe des Jahres 1855) die Lieder des „Gaudeamus".

Nach dem Abklingen des Anfalls trat er (Mai 1856) eine Erholungsreise nach Südfrankreich und der Riviera an, die ebenfalls zu historischen Studien und literarischen Arbeiten („Reisebilder") benutzt wurde. In Bordighera erkrankte er schwer an einem Wechselfieberanfall, an den sich wieder ein sehr starker Depressionszustand mit Kopfbeschwerden anschloß. Er ging nun zur Kur nach Rippoldsau („gesegnet ist dort die Verdauung"), die ihn vollständig beschwerdefrei machte (September 1856).

Nach deren Beendigung ging er sofort wieder an die Ausarbeitung seiner dichterischen Pläne und trieb hierzu in München eingehende historische und Kunststudien unter gleichzeitigem regen Verkehr in den dortigen Künstlerkreisen. Diese Tätigkeit wurde jedoch jäh unterbrochen durch den unerwarteten Tod seiner innigstgeliebten Schwester an Typhus (Februar 1857), die trotz Abratens des Vaters auf seine Einladung in das „Typhusnest" München gekommen war. In seiner Skrupelhaftigkeit gab er sich selbst die Schuld an diesem unglücklichen Ereignis. Er kehrte nach Karlsruhe zurück; dort erfolgte sofort wieder ein Rückfall seines Kopf- und Gesichtsschmerzes mit starker Depression. Trotzdem leistete er weiter dichterische Arbeit („Hugideo").

Nach Überwindung des Anfalls reiste er zur Erholung nach Nordfrankreich und Thüringen. Hier entstand der Plan einer Wartburgdichtung, deren Ausführung er auch dem Großherzog von Weimar in Aussicht stellte. Auf diesen Plan verwandte er jahrelang die eingehendsten geschichtlichen und literarischen Studien, ohne seine Ausführung indessen über die ersten Anfänge hinausbringen zu können. Nebenher übernahm er (Dezember 1857 bis April 1859) noch das mühsame Amt eines Bibliothekars in Donaueschingen und leistete gleichzeitig wissenschaftliche („Handschriften altdeutscher Dichtungen") und dichterische („Juniperus") Arbeit. Zustände von Erregtheit, Depression und Schmerzen, die immer wieder während dieser Zeit auftraten, bekämpfte er durch Fußwanderungen. An den Donaueschinger Aufenthalt schlossen sich (Sommer bis Herbst 1859) Erholungs- und Studienreisen in Österreich und Thüringen, von denen er nach Karlsruhe in unerquickliche häusliche Verhältnisse zurückkehrte.

Inzwischen waren $2^1/_2$ Jahre verflossen, seitdem er an der Ausführung des Wartburgromans arbeitete, und die dichterischen Schwierigkeiten türmten sich für ihn trotz emsigster

Arbeit immer höher auf. Infolge seines Charakters unfähig, die Schriftstellerei leicht zu nehmen, und innerlich gebunden an die Zusage, die er dem Großherzog von Weimar gegeben hatte, suchte er diese Schwierigkeiten durch immer eifrigere Arbeit zu überwinden. Die Folge war ein übertriebener Fleiß, der ihn in Karlsruhe (Winter 1859/60) tage- und wochenlang nicht von den Büchern und aus dem Zimmer brachte und ihm kaum zum Essen Zeit ließ. Eine neue sehr starke Erregung und Kränkung seines um so empfindlicher gewordenen, durch den großen Erfolg seiner ersten Schriften gehobenen Selbstgefühls verursachte ihm die Ablehnung eines Heiratsantrags, den er gestellt und dessen Annahme er sicher erwartet hatte (März 1860). Dieselbe nötigte ihn wieder zu einer Erholungsreise nach Oberbayern, die auch wieder gleichzeitig zu dichterischer Arbeit benutzt wurde („Bergpsalmen"). Juli 1860 kehrte er nach Karlsruhe zurück und nahm seine wissenschaftliche Arbeit wieder auf, mußte sie aber wegen zunehmender Erregung wieder abbrechen, um nochmals zur Erholung in die Schweiz zu gehen. Hier in Seelisberg wieder dichterische Tätigkeit (Schluß der „Bergpsalmen"). Nach der Rückkehr nach Karlsruhe (November 1860) wieder unmäßige Arbeit, und nunmehr zunehmende Depression, er konnte sich offenbar dem Gefühle der Unzulänglichkeit seiner Dichterkraft zur Ausführung des Wartburgromans nicht mehr verschließen. In diesem Zustand führte ein Mißverständnis (er glaubte sich bei einem Besuch des Großherzogs von Weimar am Hof in Karlsruhe vernachlässigt) am 9. November 1860 zu einem Angstanfall mit der Wahnidee, der Großherzog hasse und verfolge ihn wegen Bruches seines Wartburgroman-Versprechens. In der Erregung heimliche, fluchtartige Abreise: er wollte in dem Kloster La Chartreuse Zuflucht suchen; auf der Reise dorthin bat er infolge plötzlicher Steigerung des Beklemmungs- und Angstgefühls (er konnte es im Eisenbahnwagen nicht mehr aushalten) einen mitreisenden Arzt aus Liestal, ihn bei sich aufzunehmen. Der Angstanfall und die Wahnidee verschwanden sofort nach entsprechender Aufklärung durch die Mutter, die ihm, von dem Arzt benachrichtigt, nachgereist war, der Selbstvorwurf wegen der Nichtvollendung des vermeintlich versprochenen Wartburgromans verschwand erst, nachdem der Großherzog von Weimar ihn auf Bitten der Mutter brieflich von seinem Versprechen entbunden hatte. Zurück blieb große Angegriffenheit und Schwäche und ein ständiger Krankheitszustand, bestehend aus Depression, Denkunfähigkeit, Kopfschmerz, häufigen Kongestionen und Verdauungsbeschwerden. Auf Empfehlung des damals berühmten Irrenarztes Professor Griesinger-Zürich (dessen Diagnose: vernachlässigtes Unterleibsleiden mit Verdauungsstörungen, das einen übermäßigen Blutandrang nach dem Kopfe erzeugte, der bei der Disposition des Kranken zu einer vorübergehenden Gehirnerkrankung und Trübung des Geistes führte) Kur in der Wasserheilanstalt Brestenberg (Dr. Erismann) (November 1860 bis März 1861), die in kalten Bädern und starken Märschen bestand und den Zustand wesentlich besserte. Doch verblieb nach der Rückkehr nach Karlsruhe (März 1861) die Depression, und die sitzende Lebensweise, die sich mit der Wiederaufnahme seiner Forschungen verband, führte allzuschnell zu bösen Rückfällen; hinzu kamen die Aufregungen eines Verlagsprozesses, der bis 1870 dauerte. So sah sich Sch. genötigt, schon nach zwei Monaten wieder bei stetigem Aufenthaltswechsel mit Kuren, angestrengten Wanderungen, Schwimmen, Kahnfahren, Körperübungen usw. seinen „sterblichen Leichnam so in Bewegung zu setzen, daß er nicht Zeit hatte, die gefährliche, den Geist bis an die Wurzeln zernagende Melancholie weiter auszubilden". Erst zwei Jahre nach dem nervösen Zusammenbruch (Herbst 1862) stellte sich wieder ein verhältnismäßiges Wohlbefinden ein, das ihn zu „vollstem und fröhlichstem Schaffen" in Karlsruhe (Herbst 1862 bis 1863) befähigte, das aber nur in der Sammlung meist früher gedichteter Lieder bestand („Frau Aventiure", 1856—63). Seitdem, also seit dem 37. Jahre, bestand die dichterische Tätigkeit Sch.s nur noch in Gelegenheitsgedichten. Er wurde Rentner und heiratete 1864, die Ehegatten trennten sich aber schon 1867. Schließlich wurde er nach dem Tode seiner Mutter (1865) und seines Vaters (1869) Landwirt. Gegen seine Leiden gebrauchte er immer wieder

Kuren, zumeist in Kissingen. Am 9. April 1886 starb er, 60 Jahre alt, an Herzwassersucht und Arteriosklerose.

2. Beurteilung.

Das Leiden Scheffels begann also auf Grund erblicher nervöser Belastung nach häufigen Erregungen und geistigen Anstrengungen unter Mitwirkung vorübergehenden Alkoholmißbrauchs im 26. Lebensjahre mit einer Steigerung der seelischen Reizbarkeit und Verringerung der Arbeitsfähigkeit (Neigung zu Berufswechsel). Nach vorübergehender Ruhe (Italien 1852 bis 1853) trat hierzu im Anschluß an eine starke geistige Überanstrengung („Trompeter von Säkkingen") und seelische Erregungen (familiäre Schwierigkeiten) bei feuchtem, heißem Klima (Sommer in Karlsruhe 1853) ein monatelanger Kopf- und Augenschmerzanfall mit Stuhlverstopfung und Arbeitsunfähigkeit, der nur sehr allmählich abklang, sich bei Wiederaufnahme der Arbeit und gelegentlicher Alkoholexzesse (Heidelberg 1853—54) wieder steigerte und erst bei voller Einstellung der Arbeit (Erholungsreise 1854) aufhörte. Sofort wieder einsetzende zehn Monate dauernde stark erregende geistige Überanstrengung („Ekkehard" und Anmerkungen dazu) führte zu dauernder Schwächung der geistigen Leistungsfähigkeit. Scheffel behielt zwar noch die Fähigkeit zu kleineren dichterischen Arbeiten („Gaudeamus", „Juniperus", „Frau Aventiure", „Hugideo"), war aber fortan unfähig zur Ausführung großer dichterischer Pläne (Roman-Entwürfe, besonders Wartburgroman). Angestrengte geistige Arbeit bei feuchter Hitze (Venedig Sommer 1853) führte zu vollständiger Arbeitsunfähigkeit und Abmagerung, eine körperliche Überanstrengung bei starker Hitze (Bergbesteigung im Sommer in Südtirol) zu einem zweiten Anfall von Schmerzen nicht nur in Kopf und Augen, sondern im ganzen Körper, Stuhlverstopfung, Arbeitsunfähigkeit und Gemütsverstimmung von neunmonatiger Dauer (Mitte 1855 bis Mai 1856). Nach unvollkommener Erholung löste ein Wechselfieberanfall wieder einen sehr starken Depressionszustand mit Kopfbeschwerden aus. Eine Ruhe-, Abführ- und Badekur (Rippoldsau) brachte die Kopfbeschwerden zum Schwinden. Eine schwere mit Gewissensbissen verbundene Erregung (Tod der Schwester Februar 1857) löste bei feuchtem Winterklima (Karlsruhe) wieder einen Anfall von Kopf- und Gesichtsschmerz aus. Von nun an stellten sich bei ständig zunehmender wissenschaftlicher und immer neuen Versuchen zu dichterischer Tätigkeit, auch gelegentlichem Alkoholmißbrauch, ständig zunehmende Erregtheit und Depression mit Schmerzzuständen ein, die immer wieder zu neuen Erholungsreisen nötigten. In diesem Zustande löste eine starke Erregung einen Angst- und Verwirrtheitsanfall (9. November 1860) von einigen Tagen aus, der eine sehr schwere Erschöpfung hinterließ. Durch zwei Jahre lange vollständige Einstellung der Arbeit mit intensiver gymnastischer und Wasserbehandlung wurde ein verhältnismäßiges Wohlbefinden wieder erreicht, doch war nun auch die Fähigkeit zu kleineren dichterischen Arbeiten verschwunden. Sch. mußte sich auf ein möglichst ruhiges bürgerliches Dasein beschränken. Hierbei verschwand die Depression, auch traten keine schweren, wohl aber immer wieder leichte Schmerzanfälle auf, die durch ständige Kuren bekämpft wurden. Schließlich entwickelte sich Arteriosklerose, an deren Folgen er mit 60 Jahren starb.

Die Krankheit Scheffels war eine schwere Neurasthenie. Ihre letzte Ursache war die schwere erbliche nervöse Veranlagung. Auf dem Boden der Veranlagung führten die Schäden ungünstigen Klimas (Karlsruhe, besonders im Winter) und vorübergehenden Alkoholmißbrauchs zu einer Herabsetzung der Arbeitsfähigkeit, denn gegenüber den Arbeitsleistungen, die Bismarck und Nietzsche ohne Beeinträchtigung ausführten, erscheinen die Leistungen Scheffels sehr gering. Zum vollen Ausbruch kam die Erkrankung im Anschluß an die Entwicklung seiner Dichtergabe. Jede größere dichterische Arbeit wirkte als Überarbeit, die einen schweren Schmerzanfall hervorrief. Wenn wir auch bedenken müssen, daß die schöpferische Arbeit des Dichters als geistiges Ringen um die Herausarbeitung des Persönlichsten im Menschen ganz anders erregend und deshalb anstrengend wirkt, als die wenn auch noch so fleißige Erledigung laufender Geschäfte, so sind doch die schweren Folgen der jedesmal verhältnismäßig kurzen Überanstrengungen, wenn wir sie als Überanstrengungen ansehen wollen (Sch. war jedesmal frei von jeder beruflichen Arbeit), nur erklärbar durch die von vornherein ungünstige und durch die angeführten Schädlichkeiten geschwächte körperliche Konstitution Scheffels. Diese konstitutionelle Arbeitsunfähigkeit führte nun bei ihrer Weiterentwicklung zum seelischen Konflikt. Sch. war übermäßig gewissenhaft; die Gewissenhaftigkeit führte zu unbegründeten Selbstvorwürfen (wegen des Todes seiner Schwester und des Bruches des eingebildeten Wartburgroman-Versprechens) und gestattete ihm als Dichter keine geschäftsmäßige Schriftstellerei, sondern nur Höchstleistungen. Er war ferner ehrgeizig und suchte deshalb die durch sein Leiden herbeigeführte immer mehr zunehmende Unzulänglichkeit zu dichterischen Höchstleistungen durch immer größeren Fleiß zu überwinden. Das Gefühl der Unzulänglichkeit bewirkte ständig zunehmende Depression, die Überanstrengung im Verein mit der endlichen Einsicht in die Unmöglichkeit der Lösung dieses Konflikts führte zum nervösen Zusammenbruch. Der endgültige Verzicht auf dichterische Tätigkeit bewirkte die Lösung des inneren Konflikts. Damit schwand unter entsprechender Behandlung die Depression und Erschöpfung, nicht aber die Reizbarkeit und die Schmerzanfälle, die ihn bis an sein Lebensende begleiteten.

Der seelische Konflikt, der den Zusammenbruch herbeiführte, beruhte also auf dem immer mehr zunehmenden Mißverhältnis zwischen Scheffels Wollen und seinem infolge seines Leidens immer mehr abnehmenden Können. Er ist also ebenso wie sein Leiden selbst Ergebnis seiner körperlichen Veranlagung, seiner Konstitution. Scheffels Leiden war also eine konstitutionelle Neurasthenie.

Auch Scheffel entwickelte trotz seines Leidens eine bemerkenswerte Energie, wie die kurze Abfassungszeit seiner beiden größeren Werke und sein unermüdlicher Fleiß bei seinen historischen und literarischen Forschungen beweisen. Er scheiterte an seinem Körper. Bei Sch. ist also der konstitutionelle Schaden, der seine Neurasthenie hervortrieb, viel mehr körperlicher Art als bei Nietzsche.

Bezeichnend für den konstitutionellen Neurastheniker ist der unstete (Jurist, Maler, Privatdozent), zu keinem wirklich ernsten bürgerlichen Berufe, auch nicht zu dem des Schriftstellers, führende Berufswechsel und die starke und immer wieder neue, sich in immer häufigeren Erholungsreisen (1854 April bis September: Bodensee—Schweiz, 1855 Sommer: Venedig—Südtirol, 1856 Sommer: Südfrankreich—Riviera, Kur in Rippoldsau, 1857 Sommer bis Herbst: Nordfrankreich—Thüringen, 1859 Sommer und Herbst: Österreich—Thüringen, 1860 Frühjahr: Oberbayern, Herbst: Seelisberg, Nov. bis 1861 März: Kur in Brestenberg, 1861 Mai bis 1862 Herbst Wanderleben mit Aufenthalt in Rippoldsau, Jagstfeld, Brestenberg, Karlsruhe, 1869 Sommer: Oberbayern) äußernde Erholungsbedürftigkeit während seiner Schaffenszeit; beides erinnert an die gleichen Eigentümlichkeiten des modernen konstitutionellen Neurasthenikers, der auch die Neigung hat, ständig den Beruf zu wechseln, ohne einen derselben wirklich ernst zu ergreifen, und sich auch mit Vorliebe auf die Wanderschaft durch Sanatorien und Heilanstalten, besonders sog. Naturheilanstalten begibt. Doch unterscheidet ihn von diesem Typus des konstitutionellen Neurasthenikers die bewundernswerte Energie, mit der er durch immer größeren Fleiß das allmähliche Versagen der Fähigkeit zu geistigen Höchstleistungen zu ersetzen suchte, gerade hierdurch indessen nur dieses Versagen beschleunigte und dem Zusammenbruch zutrieb.

Neben den Erregungen von innen oder außen her treten als Ursachen der Verschlimmerungen der Beschwerden in der Krankheitsgeschichte Sch.s deutlich hervor Klimawirkungen, nämlich Feuchtigkeit (Karlsruhe, Venedig) und Hitze (Venedig, Südtirol), außerdem aber auch Alkoholmißbrauch. Da letzterer nicht regelmäßig, sondern nur gelegentlich stattfand, so kann man Sch. nicht als Trinker bezeichnen; auch deckt sich das Bild, das seine Krankheit darbietet, nicht mit dem Krankheitsbilde des chronischen Alkoholismus. Der konstitutionelle Schaden, der bei ihm vorhanden war, machte die

Wirkung des Alkohols besonders verderblich, eine Tatsache, die bei nervösen Konstitutionen nicht selten beobachtet wird. Ebenso wie bei Nietzsche und Bismarck, so sind auch bei Scheffel die schädigenden Ursachen die gleichen, die die Anfälle des Rheumatikers hervorrufen.

Die Krankheitsgeschichte Sch.s erinnert durch mehrere eigenartige Züge stark an die Krankheitsgeschichte N.s. Beide waren kurzsichtig, bei beiden beherrschten Kopf- und Augenschmerzen das Krankheitsbild und bei beiden kam es unter stürmischen Erscheinungen geistiger Erkrankung zum Erlöschen ihrer dichterischen Kraft. Bei Scheffel dauerte der Erregungszustand in akuter Form nur wenige Tage und führte nach einer Rekonvaleszenz von zwei Jahren zur Wiederherstellung der gewöhnlichen geistigen Fähigkeiten, bei Nietzsche indessen kam es zu einem viele Monate dauernden Zustand schwerster Erregung mit Benommenheit, der nach seinem Abklingen eine starke Beeinträchtigung der geistigen Fähigkeiten hinterließ und unaufhaltsam zur Verblödung führte.

IV.

Mörike.

1. Krankheitsverlauf.

Eduard Mörike wurde geboren am 8. September 1804. Sein Vater erlitt in verhältnismäßig frühem Alter 1815 einen Schlaganfall, der sich häufig wiederholte und eine linksseitige Lähmung mit Sprechunfähigkeit herbeiführte; er starb nach dreijährigem Leiden 1817, als Mörike 13 Jahre alt war. Seine Mutter starb nach längerer Krankheit 1841. „All ihr Denken, Sorgen, Fragen und Anordnen war bis in die letzten Augenblicke lauter Liebe, die für andere sinnt." Der älteste Bruder M.s (Karl) verfiel nach einem politischen Prozeß, in dem er verurteilt wurde, unfruchtbarer Prozeßsucht (Querulantenwahn?), ein zweiter Bruder (Adolf) verbummelte, ein anderer (August) starb mit 17 Jahren plötzlich an Gehirnschlag, nur ein Bruder scheint es zu einer leidlichen bürgerlichen Existenz gebracht zu haben.

Schon im Kindesalter fiel M.s Hang zur Einsamkeit und zu Träumereien auf, als Schüler zeigte er sich nicht besonders begabt und oft als unaufmerksamer Träumer. Mit 14 Jahren, Herbst 1818, kam er in die Klosterschule Urach und erkrankte hier sofort an Scharlach. Während der vier Jahre seines Aufenthaltes in derselben war er viel kränklich und mußte einmal wegen rheumatischer Zustände die Weihnachtsferien im Kloster zubringen. Sein Hang zur Einsamkeit blieb und äußerte sich in seltsamen, fast kindischen Eigentümlichkeiten („Hüttchenbauen"). Auffällig war auch seine Überempfindlichkeit gegen Musik („Da versank ich in die wehmütigsten Phantasien — wenn die Musik abbricht, möcht' ich sterben") und seine Neigung zu flüchtigen Depressionszuständen. Seine Schulleistungen waren dürftig, seine Zeugnisse schlecht, in ihnen wird eine gewisse Charakterweichheit, sein nicht zweckmäßiger Fleiß, seine mangelnde Aufmerksamkeit und schließlich seine Nachlässigkeit hervorgehoben. Mit 18 Jahren bezog er als Zögling des Stiftes die Universität Tübingen, um Theologie zu studieren. Er besuchte zwar regelmäßig die Vorlesungen, träumte aber in denselben und schrieb oft während derselben Briefe. Seine Vorgesetzten fanden ihn nur mittelmäßig begabt, man schrieb ihm ein gutes Gedächtnis, aber nur geringe Auffassungsgabe und konfuse Urteilskraft zu, auch wurde eine gewisse Gesetztheit vermißt („gestus vagi"). Wegen Unfleißes erhielt er häufig Karzerstrafen, wegen Verstößen gegen die Hausordnung war er einer der Meistbestraften. An dem damaligen Studentenleben fand er keinen Geschmack: es war ihm zu derbe. Seine eigenartige Neigung zur Einsamkeit, zum Einspinnen in eine Phantasiewelt mit Traumdeuterei, Gespenster- und Geisterglauben, Ahnungen u. dgl. und seine Neigung zu Depressionen blieb unverändert. Im 19. Jahre erfaßte ihn eine Neigung zu einer in Tübingen unter abenteuerlichen Umständen auftauchenden Hysterischen („Peregrina"), mit der er, nachdem sie sich bürgerlich unmöglich gemacht hatte, brach, doch krankte er lange an dieser Liebe, die sich in lyrischen Gedichten (Peregrina-Lieder) und in seinem Roman „Maler Nolten" widerspiegelt. Im Laufe seiner Studienzeit wuchs mit dem Verluste des orthodoxen Glaubens seine Abneigung gegen das ohne Neigung ergriffene theologische Studium und den Pfarrerberuf. Er hatte seinen Lebensinhalt in der Poesie erkannt, obgleich er in den vier Tübinger Studienjahren nur 17 Gedichte verfaßt hatte.

Nach Beendigung des Studiums im 22. Lebensjahr (Herbst 1826) wurde er als Pfarrvikar von einem Ort zum andern versetzt. Die amtliche Tätigkeit wurde ihm sehr schwer infolge seiner ständigen Hypochondrie, übergroßen Besorgtheit und Verweichlichung, zu der noch Gewissensbedenken („lähmende Gesangbuchseinflüsse") kamen: „am Mittwoch stand immer schon der Sonntag wie ein Gespenst" vor ihm. Ende März 1827 erschütterte ihn tief der Tod seiner Schwester Luise: er versank in eine machtlose Trauer, wollte von Trost nichts hören und kannte nur noch ein Glück im Leben: sein Leid, seine Seele verkehrte im Traume mit der Verstorbenen, und seine Empfindung dabei sollte ihm künftig zum Maßstab des Wiedererkennens im Himmel dienen. Wegen dieser seelischen Überempfindlichkeit mied er aufs Ängstlichste jede „Selbsterschöpfung", umging auch gern das Abschiednehmen bei Trennungen. Er ließ sich während seiner Vikariatszeit zeitweilig durch ärztliches Attest dispensieren, das „Grießbeschwerden und eigentümliche, als Folge von Störungen des Pfortadersystems zu betrachtende Ängstlichkeit des Gemüts" feststellte, und lebte von der Freigebigkeit seines Bruders. Schließlich versuchte er durch Übernahme journalistischer Tätigkeit von dem gehaßten Beruf loszukommen (1. November 1828), aber schon nach vierzehn Tagen stellte sich die Unmöglichkeit regelmäßiger Arbeit heraus, die Mörike in die Einsicht kleidete, er könne seine dichterischen Gaben nicht tagelöhnermäßig zum Kauf bringen. In diesen Tagen begann er seinen Roman „Maler Nolten". „Mit zehnmal mehr Lust und Willen als er es verließ" kehrte er aufs Vikariat zurück, aber schon nach sechs Wochen war er wieder der Verzweiflung nahe und sehnte sich mit allen Kräften aus der Knechtschaft: „Ich sage dir, der allein begeht die Sünde wider den heiligen Geist, der mit einem Herzen wie ich der Kirche dient." Der Wechsel von einem Vikariat zum andern begann nun von neuem bei geringer amtlicher Tätigkeit. Auch seine dichterische Arbeit war quantitativ gering: außer seinem Roman entstanden in den Jahren 1828—29 10—15 Gedichte, ein Buch zu einer Oper blieb trotz allen Drängens des Komponisten unvollendet. Seine Lässigkeit zeigte sich auch im Briefschreiben. Mai 1829 verlobte er sich mit Luise Rau, Dezember 1829 wurde er in einen politischen Prozeß seines Bruders Karl verwickelt, aber freigesprochen. Anfang September 1830 war „Maler Nolten" fertig. Mai 1831 machte er in Stuttgart eine Molkenkur wegen seines körperlich leidenden Zustandes durch, fühlte sich aber im allgemeinen ganz behaglich und lag stundenlang mit der langen

Pfeife im Fenster. Januar 1832 erwähnt er selbst seine Indolenz und Liebe zur Bequemlichkeit und klagt über mangelnde Produktivität, doch war er im Amte fleißig. 1833 wurde die Verlobung friedlich, aber nicht schmerzlos aufgelöst. Seine Bewerbungen um Pfarrstellen waren wegen seiner Kränklichkeit immer wieder vergeblich, infolgedessen drückten ihn schwerste Existenzsorgen, zumal er auch für seine Mutter zu sorgen hatte. Es bemächtigte sich seiner Bitterkeit und Stumpfheit.

Endlich im April 1834 wurde er als Pfarrer in Cleversulzbach angestellt und begann nun bei kärglichem Gehalt (680 Gulden) einen eigenen Hausstand mit seiner Mutter und seiner Schwester Klärchen. Das Pfarrhaus war düster und gesundheitswidrig. Er war ewig leidend und anfällig, selten fühlte er sich körperlich ganz wohl, seine feinen Nerven empfanden auch eine geringe Unbehaglichkeit als Schmerz. Häufige Kongestionen benahmen ihm den Kopf, vielfach quälte ihn Schlaflosigkeit. Im Anfang seiner Amtszeit war er menschenscheu und verschlossen. Das Predigen wurde ihm schwer, weil ihn auf der Kanzel Angstgefühle überkamen. „Ich bin", sagt er, „bei meiner kranken Ängstlichkeit und vis inertiae ein Hypochonder von Haus aus." Wegen seiner Kränklichkeit reichte er Jahr für Jahr Urlaubsgesuche ein zum Besuche benachbarter Kurorte und verbrachte halbe Vormittage im Bett. Daß ihn hierzu indessen nicht allein sein körperliches Empfinden nötigte, beweist sein ständiges Wort „nur nichts forcieren" und die Tatsache, daß er die Kraft zu ständigen Basteleien hatte, mit denen er sich mit Vorliebe im Bett beschäftigte. Vom zweiten Amtsjahr ab hielt er sich wegen seiner Kränklichkeit einen Vikar. Mehrmals fanden ihn seine Ärzte in den Jahren seines Pfarramts bedenklich leidend und arbeitsunfähig. Sommer 1836 bescheinigte ihm Dr. Elsässer „wiederholte Anfälle von Rückenmarkschlagfluß, die eine Schwäche und Reizbarkeit des Unterleibs und Herzens zurückließen, welche ihn den ganzen Winter ans Bett bannten". Im 3. Jahre (1837) fühlte er sich so krank, daß er mit dem Leben glaubte abschließen zu müssen. 1839 kam er wegen seiner

Leiden um Enthebung von dem Beförderungsexamen ein, das die Vorbedingung für eine bessere Laufbahn als Pfarrer war. Seine dichterische Produktion war geradezu geringfügig. Seit 1835 produzierte er nichts. 1840 veröffentlichte er eine „Klassische Blumenlese", die Übersetzungen griechischer Lyriker enthielt, welche er überarbeitet hatte. In seiner Amtstätigkeit wurde er im Laufe der Jahre immer bequemer, ließ den Vikar und befreundete Pfarrer für sich predigen, einmal sogar sich von einem Freunde ein Dutzend von dessen Predigten schicken. Die Zustände wurden schließlich so unhaltbar, daß seine vorgesetzte Behörde ihn Ende 1842 aufforderte, um seine Pensionierung zu bitten, falls er seine Stelle noch immer nicht ohne Gehilfen versehen könnte. Daraufhin bat er als 39jähriger, im besten Alter stehender Mann nach nur neunjähriger Dienstzeit „wegen andauernder Krankheits-Umstände" um seine Pensionierung, die ihm Juni 1843 bei 280 Gulden Pension gewährt wurde.

Auch nach Wegfall seiner geringen Berufstätigkeit verließ ihn sein „rheumatisches, mit Lähmungserscheinungen verbundenes Leiden" nicht. Alljährlich reichte er ärztliche Zeugnisse zur Erlangung seiner Pension ein. Infolge seines geringen Einkommens stak er ständig in Schulden, was er sich jedoch nicht allzusehr zu Herzen nahm. Den Winter 1843—44 verbrachte er als kranker Mann mit seiner etwas bleichsüchtigen Schwester bei seinem Freunde Hartlaub. Von Schwäbisch-Hall, wohin er Frühjahr 1844 zog, vertrieb ihn „der rauhe Hauch, der über den Kocher weht". Auch veranlaßte die durch die Salzluft bedingte Erhöhung der Nahrungszufuhr Beschwerden in seinem „Verdauungswesen". Er zog nach Mergentheim, wo sein altes Leiden, augenblickliche Unfähigkeit die Füße zu gebrauchen und plötzliches Versagen aller Kräfte („Schwindelwesen") in so bedenklicher Verstärkung auftrat, daß der kgl. Leibarzt Ludwig in Stuttgart eine „unheilbare Rückenmarksaffektion" feststellte. Er verordnete eine Kur in Teinach. Auf der Reise dorthin besuchte M. auf den Rat Justinus Kerners den damals durch seine Sympathiekuren berühmten Pfarrer Blumhardt von Möttlingen. Zwei Umarmungen desselben bewirkten eine so überraschende Besserung, daß Teinach nur noch zu einer mehrwöchigen Erholung aufgesucht zu werden brauchte, nach der M. sich vollkommen genesen fühlte — ein Verlauf, der beweist, daß es sich um einen rein nervösen Zustand gehandelt hatte. In Mergentheim ergab er sich wieder seinen Basteleien (Petrefaktensammeln). 1845 verlobte er sich mit der stark nervösen Katholikin Gretchen von Speth. Diese Liebe bewirkte bei ihm wieder dichterische Produktion (lyrische Gedichte, „Idylle vom Bodensee"), die indessen schon bald wieder versiegte. Wie immer, so verhieß er auch jetzt wieder den Freunden neue Werke, die das letzte noch übertreffen sollten, aber wie fast immer folgte eine jahrelange Pause, und die rasch entstandenen Pläne blieben entweder Fragmente oder verkümmerten gänzlich. Die Verlobung M.s als gewesenen evangelischen Pfarrers mit einer Katholikin erregte immer stärkeres Aufsehen und führte zu ernsten Auseinandersetzungen und schließlich vorübergehend zum Bruch mit seinen nächsten Freunden. Hinzu kamen Zwistigkeiten mit dem Bruder der Braut. So wurde diese Verlobung für M. eine Quelle herznagender Sorge. 1847 mußte er wieder monatelang beinahe unausgesetzt zu Bett liegen. Erst nach 5—6jähriger Verlobung im 47. Lebensjahre ging er daran, ernstlich eine Existenz zu suchen, die ihm die Heirat ermöglichen würde. Doch war sein Grundsatz hierbei, einigermaßen regelmäßige Berufsarbeit überstiege weit das Maß seiner physischen Kräfte, von dem die Freunde immer keine rechte Vorstellung hätten, „sie wissen nicht, wie wenige Stunden des Tages ich mich strenger an irgendeine Arbeit halten darf, ohne Schwindel u. dergl. zu haben". Ich muß mir „bei meiner physischen und geistigen Gebundenheit, bei meiner ängstlich abgemessenen Diät Mäßigung befohlen sein lassen".

Endlich erhielt er 1851 die Stelle als „Pfleger weiblicher Jugend" am Kgl. Katharinenstift in Stuttgart, mit der die Verpflichtung, wöchentlich eine Literaturstunde zu geben, und ein Gehalt von 50 Gulden jährlich verbunden war, das 1854 auf 100, 1856 auf 350 Gulden erhöht wurde. Die Verpflichtung war kaum Arbeit zu nennen, die Stelle war also wenig mehr als eine Sinekure. Er heiratete am 25. Nov. 1851 im 48. Lebensjahre, obgleich seine Leistungsfähigkeit noch immer weiter abnahm und sein Haushalt von vornherein durch seine Schwester vergrößert wurde. Seine infolge der Heirat gehobene Stimmung führte zur Produktion einiger Gedichte und Novellen („Stuttgarter Hutzelmännlein", „Hand der Jezerte" 1852, „Mozart auf der Reise nach Prag" 1855). Nach wie vor hütete er häufig das Bett, Storm fand 1855 in seinen Zügen „etwas Erschlafftes, um nicht zu sagen Verfallenes", Hebbel fand ihn 1860 in den „elendesten, mitleidwürdigsten Verhältnissen". Unter diesen Umständen wurde die Ehe immer unglücklicher. Mörike war wie immer bequem und „gelassen", indolent und beschaulich, dabei höchst sensibel. Lebhafter Verkehr schon griff seine Nerven an, und als er den bedeutenden, ihm befreundeten Schauspieler Grunert einmal den Lear hatte spielen sehen, mußte er den ganzen folgenden Tag das Bett hüten. Demgegenüber war seine Frau nervös und hastig, oft leidenschaftlich und heftig. Mörike wurde immer leistungsunfähiger. Ein paar Monate im Jahre wenigstens mußte er ganz der Ruhe widmen. Frühjahr 1863 war er recht krank, ohne homöopathische Arzneien kam er kaum noch aus. 1866 erbat er vom Katharinenstift seine Pensionierung, die ihm unter Bewilligung des vollen Gehalts als Gnadenpension bewilligt wurde. Ein Halsleiden hatte ihm zuletzt den Vortrag sehr erschwert. Er suchte von nun an ständig nach Ruhe unter ständigem Wechsel des Wohnorts. Frühjahr 1867 betrieb er in Lorch fleißig gymnastische Übungen und bastelte nebenher in der Töpferei. 1870 entwickelte sich bei der einen Tochter ein schleichendes Brustleiden. Die Last widriger Verhältnisse wurde immer drückender, und damit wiederholten sich immer häufiger häusliche Szenen, die dadurch verschärft wurden, daß M. in seiner Schwäche die Gegensätze zwischen seiner Schwester und seiner Frau nicht auszugleichen wußte. 1873 kam es infolgedessen zur Trennung der Ehegatten. 1874 verbrachte M.

seinen 70. Geburtstag ohne Sang und Klang in Gram, Kummer und Krankheit. Frühjahr 1875 stellten sich Appetitlosigkeit, unüberwindliche Müdigkeit, Depression und Brustschmerzen ein, die nur nach Morphium kurze Zeit aufhörten; schließlich trat eine Unterleibsentzündung hinzu, an der M. am 4. Juni 1875 starb.

2. Beurteilung.

M. litt also von Jugend auf an Schmerzanfällen im Rücken mit Gehunfähigkeit („Anfälle von Rückenmarkschlagfluß", „rheumatisches mit Lähmungserscheinungen verbundenes Leiden"), die ihn häufig wochen- bis monatelang zu Bettruhe veranlaßten. Um ein Rückenmarksleiden handelte es sich hierbei nicht, das beweist der Verlauf. Der Arzt würde vielmehr heute diese Anfälle als Hexenschuß- oder Ischiasanfälle bezeichnen. Dieselben waren auffallend leicht zu beeinflussen (Sympathiekur durch Pfr. Blumhardt), wie wir das bei den Beschwerden unserer heutigen Hysterischen sehen, sie können also nicht sehr heftig gewesen sein. Außerdem litt M. ständig an starker Empfindlichkeit gegen Witterungseinflüsse, an Verdauungsbeschwerden, Müdigkeit, Schwindel, Kopfdruck nach kurzer Arbeit und Schlaflosigkeit, ferner an krankhafter Ängstlichkeit, Hypochondrie, Hang zur Einsamkeit und häufigen Gemütsverstimmungen, also an ausgesprochener Neurasthenie.

Bei M. lag schwere erbliche Belastung vor, auch zeigten sich besonders die geistigen Absonderlichkeiten schon in früher Jugend; die Neurasthenie beruhte bei ihm auf krankhafter Körperanlage, sie war also konstitutionell. Doch unterscheidet sich die konstitutionelle Neurasthenie M.s wesentlich von der Nietzsches und Scheffels. Bei diesen brach nach anfänglicher Gesundheit und voller, ja übernormaler Arbeitsfähigkeit das Leiden aus als Folge ganz bestimmter Ereignisse. Mörike dagegen war von Jugend auf nicht vollständig gesund und leistungsfähig. Ferner ist bei Nietzsche und Scheffel der maßgebende Einfluß bestimmter weiterer teils äußerer, teils innerer Erlebnisse auf die Verschlimmerung der Krankheit deutlich nachzuweisen. Mörike hingegen wird allmählich immer kränker und arbeitsunfähiger, ohne daß ein deutlicher Einfluß der schweren Erlebnisse, an denen sein Leben so reich ist, nachweisbar wäre; im Gegenteil, diese scheinen geradezu auffallend wenig Eindruck auf ihn gemacht zu haben. Während bei Nietzsche und Scheffel also eine Krankheit mit deutlichem Beginn und schrittweiser Verschlimmerung vorliegt, haben wir bei Mörike eine von Jugend auf bestehende Minderwertigkeit, die sich allerdings im Laufe seines Lebens ganz allmählich immer deutlicher herausstellt. Diese Minderwertigkeit ist kennzeichnend für das Krankheitsbild M.s.

Nicht weniger kennzeichnend ist die Eigenart seiner Begabung. M. ist ein glänzendes Talent in der Schilderung von Stimmungen, sowohl seelischer wie landschaftlicher Art, das in seiner Treffsicherheit, Farbigkeit und Sprachgewandtheit lebhaft an Goethe erinnert. Außerdem aber ist er nur groß in Kleinmalerei („Turmhahn") und einer nicht selten grausigen Phantastik ohne höheren Sinn und Zweck (z. B. „Feuerreiter", „Märchen vom sicheren Mann", „Schiffer- und Nixen-Märchen" u. a.), während im wirklichen Märchen und bei anderen großen Dichtern (Goethe, Shakespeare) die Phantastik ihre Berechtigung erweist als Symbolik oder als Abkürzungsmittel langer Erlebnisreihen im Plane des Kunstwerks. Geht Mörike über diese Grenzen hinaus, so ist er wie im „Maler Nolten", in der Erfindung und psychologischen Verknüpfung der Erlebnisse geradezu kindlich. Mörike ist also ein ungewöhnlich eng begrenztes, aber hier hervorragend entwickeltes Talent, geradezu ein Artistentalent, das lebhaft an manche anderen ebenso einseitigen und hervorragenden Talente, besonders die der Rechenkünstler, die ebenfalls sonst auffallend schwach begabt sind, erinnert. Diese Eigentümlichkeiten charakterisieren Mörike nicht nur als schweren konstitutionellen Neurastheniker, sondern geradezu als Psychopathen.

Die Leistungsunfähigkeit M.s zeigte sich schon auf der Schule und Universität in seinen geringen Leistungen, noch mehr später im Berufe, den auch nur im kleinsten

Ausmaße auszufüllen er sich als vollständig unfähig erwies. Diese Berufsunfähigkeit wurde bei Mörike nicht, wie bei anderen Dichtern, durch dichterische Produktion ausgeglichen. Vielmehr ist das Ergebnis seiner dichterischen Arbeit für sein mehr als 70jähriges Leben an Menge geradezu dürftig. Ein Ausdruck seiner geringen Arbeitsfähigkeit ist auch die Tatsache, daß seine dichterischen Leistungen mit Ausnahme seines Romans in Werken kleinsten Umfangs (Gedichte, Novellen) bestehen. Zur Erklärung dieses vollständigen Versagens genügen die körperlichen Beschwerden Mörikes nicht. Männer mit den gleichen Beschwerden, wie Bismarck und Nietzsche, haben Bewundernswertes an Arbeit geleistet. Die Leistungsunfähigkeit Mörikes war vielmehr in der Hauptsache seelisch (psychisch) verursacht und beruhte auf Willensschwäche. Ein Ausdruck dieser Willensschwäche ist auch seine schon während der Schul- und Universitätszeit hervortretende Disziplinlosigkeit und seine ständige Flucht in eine krankhafte Phantasiewelt. Sie ist die typische Willensschwäche des Psychopathen und ein mit der konstitutionellen Neurasthenie häufig verbundener Fehler der geistigen Anlage.

Dieser angeborene Defekt wurde aber wahrscheinlich noch gesteigert durch den Mangel straffer Zucht in der Erziehung. Mörike blieb, als der Vater nach dreijährigem Siechtum starb, mit vier jüngeren Geschwistern allein der Erziehung der Mutter überlassen, die nur „Liebe sann", also wohl allzu zärtlich war; denn nur eines von diesen Kindern hat es zu einer einigermaßen geordneten Existenz gebracht.

So ergab sich eine ganz ausgesprochene Energielosigkeit, und diese war, viel mehr als seine körperlichen Beschwerden, die letzte Ursache seiner Leistungsunfähigkeit. Das fiel schon seinen Freunden auf, so schiebt Vischer den Stillstand in der Produktion Mörikes auf „grillenhafte Schwäche". Mörike selbst aber suchte die Erklärung für seine Leistungsunfähigkeit oder richtiger ausgedrückt die Entschuldigung für seine Untätigkeit lediglich in seinen körperlichen Beschwerden. Auch das ist typisch für das bei ihm vorliegende Krankheitsbild.

Die Willensschwäche des Psychopathen spricht sich auch aus in dem bemerkenswerten Mangel Mörikes an Selbstgefühl, demzufolge er sein ganzes Leben hindurch pekuniär anderen zur Last fällt und schließlich geradezu im Elend verkommt, und in dem Mangel an Verantwortungsgefühl, mit dem er es wagt, trotz seiner offenkundigen Arbeitsunfähigkeit eine Frau durch die Ehe an sich zu ketten und eine Familie zu gründen, die denn auch infolge seiner Haltlosigkeit schließlich wieder auseinandergeht. Auch diese „egozentrische" Denk- und Handlungsweise wiederholt sich täglich in dem Krankheitsbilde des Psychopathen. Einzelne Gedichte Mörikes, wie das berühmte „Laß, o Welt, o laß mich sein" und „Herr, schicke was Du willt" sind geradezu der klassische Ausdruck der Stimmungswelt dieser Kranken. Wir haben also in M. einen einseitig dichterisch stark, sonst aber schwach begabten Psychopathen.

V.

Über nervöse Zustände.

Erläuterndes Nachwort.

Die Krankheitsbilder, die wir vor uns haben vorüberziehen sehen, weichen erheblich ab von dem Bilde, das man sich gewöhnlich von einem Nervösen oder Neurastheniker vorzustellen pflegt. Der Laie ist nicht selten geneigt, unter nervösen Zuständen Beschwerden zu verstehen, die man überhaupt nicht ernst zu nehmen braucht. Und auch viele Ärzte glauben genug getan zu haben, wenn sie bei diesen Zuständen durch die Untersuchung nachweisen, daß eine Organkrankheit fehlt, und meinen, mit der Erklärung, daß das Organ gesund sei, über das der Nervöse klagt, auch für diesen die Beschwerden erledigen zu können. Aber selbst der Arzt, der sich von Berufs wegen viel mit Nervösen und Neurasthenikern beschäftigen muß, überblickt selten den ganzen Verlauf; er sieht meist nur Zustandsbilder und neigt deshalb dazu, die Nervosität und Neurasthenie als Dauerzustände anzusehen, die sich im wesentlichen stets gleichbleiben, wenn auch die Stärke der Beschwerden wechselt.

Demgegenüber sehen wir bei allen vier Krankheitsbildern eine gesetzmäßige Entwicklung der Krankheit. Dieselbe beginnt unscheinbar mit rheumatischen Beschwerden (Bismarck, Mörike) oder Anfällen von Kopfschmerz, besonders während der Schulzeit (Nietzsche). Dann tritt allmählich Erhöhung der seelischen Reizbarkeit, leichtere Ermüdbarkeit und Gemütsverstimmung hinzu und nun steigern sich unter wechselseitiger Beeinflussung ständig beide Gruppen von Beschwerden (Bismarck, Nietzsche, Scheffel), bis entweder in Form eines mehr oder weniger plötzlichen Zusammenbruchs (Nietzsche Ostern

1879, Scheffel 9. November 1860) oder allmählich (Bismarck, Mörike) ein Dauerzustand tiefster Erschöpfung eintritt. Ohne besondere Beeinflussung verschlechtert sich dieser Zustand allmählich immer mehr (Mörike). Durch geeignete Behandlung kann er aufgehalten und gebessert werden (Bismarck, Nietzsche, Scheffel).

Vergegenwärtigen wir uns das Bild, das die Erkrankung auf ihrer Höhe zeigt, so setzt es sich zusammen aus körperlichen und seelischen Erscheinungen.

Auf körperlichem Gebiete wiegen vor die Schmerzen, die im ganzen Körper vorhanden sein können, ihren Lieblingssitz aber in den Lenden und Hüften (Bismarck, Mörike) und vor allem im Kopf haben. Sie treten meist anfallsweise auf, die Anfälle können viele Monate dauern (Nietzsche, Scheffel). Betrachten wir allein diese Schmerzzustände, so haben wir das Krankheitsbild einfacher rheumatischer oder „nervöser" Schmerzzustände.

Zu den Schmerzzuständen treten aber weiter Reiz- und Hemmungserscheinungen von seiten der inneren Organe, am Verdauungsapparat als Hemmung der Magenarbeit der Appetitmangel, als Hemmung der Darmarbeit die Stuhlverstopfung, als Reizerscheinung des Magens Übersäuerung und Erbrechen (Bismarck, Nietzsche); die Reizerscheinung des Darmes, der „nervöse" Durchfall, fehlt in unseren Krankheitsgeschichten. Am Atemapparat erscheint als Reizerscheinung der Husten (Bismarcks und Nietzsches Neigung zu Erkältungen); die entsprechende Hemmungserscheinung, das „nervöse" Asthma, wird ebenfalls in unseren Krankheitsgeschichten nicht erwähnt, ebensowenig wie Reiz- und Hemmungserscheinungen von seiten anderer Organe (Herz, Sexualorgane, Nieren, Blase), die in den mannigfaltigsten Formen vorkommen.

An Bedeutung weit überwogen werden alle diese Erscheinungen durch die Hemmungs- und Reizerscheinungen des Gehirns. Der Reizzustand des Gehirns stellt sich dar als Steigerung der seelischen Reizbarkeit und Schlaflosigkeit, die Hemmung der Gehirnarbeit als Leistungsunfähigkeit (Denkunfähigkeit, Konzentrationsunfähigkeit, Gedächtnisschwäche usw.). Die regelmäßig vorhandene Gemütsverstimmung ist die Unlustempfindung, die die Hemmung der Arbeitsfähigkeit des Gehirns hervorruft.

Bei der Entstehung der Neurasthenie müssen wir dreierlei unterscheiden. Erstens die körperliche Veranlagung. Ohne diese entsteht keine Neurasthenie. Sie ist erkennbar an dem Vorkommen von Nerven- (Mörike) und Geisteskrankheiten (Scheffel), sowie nervösen Zuständen bei den Vorfahren und Verwandten (erbliche Belastung) und an dem Auftreten von rheumatischen (Bismarck) und nervösen (Nietzsche) Schmerzzuständen in der Vergangenheit des Erkrankten. Auf dem Boden dieser Veranlagung entwickelt sich zweitens die Krankheit entweder ohne weitere Veranlassung einfach durch Auswirkung der körperlichen Veranlagung bei krankhafter Willensschwäche wie im Falle Mörikes, dann haben wir die konstitutionelle Neurasthenie des Psychopathen. Oder aber sie wird hervorgerufen durch bestimmte Erlebnisse. Diese Erlebnisse kennzeichnen sich dadurch, daß es sich bei ihnen immer um Lebensfragen handelt, Lebensfragen entweder materieller oder moralischer Natur, im letzteren Falle also um Fragen des Gewissens, so bei Nietzsche und Scheffel um Fragen der literarischen Gewissenhaftigkeit, oder der Ehre, wie bei Bismarck, und daß diese Lebensfragen den Leidenden zwingen zu einem Ringen um die Selbstbehauptung seiner Persönlichkeit. Da diese Erlebnisse meistens mit der Arbeit oder beruflichen Tätigkeit des Leidenden verbunden sind und als Ansporn auf diese wirken, erscheinen sie äußerlich unter dem Bilde der Überanstrengung, so bei Bismarck, Nietzsche und Scheffel, doch ist die Arbeit nicht das Nervenangreifende, sondern die mit ihr verbundene Lebensfrage und der um sie geführte Kampf. Diese Lebensfrage kann nun rein von außen her dem Leidenden aufgedrängt sein, so bei Bismarck in Form der ihm entgegentretenden politischen Gegnerschaft, dann haben wir die Erschöpfungsneurasthenie. Oder aber sie ist das Ergebnis innerer Konflikte der eignen Persönlichkeit, so bei Nietzsche des Konflikts zwischen Gewissenhaftigkeit und Mitleid, bei Scheffel des Konflikts zwischen Wollen und Können. Dann haben wir die aus der seelischen Anlage entstandene konstitutionelle Neurasthenie. Bei beiden Formen der Neurasthenie ist die Erschöpfung die Folge eines Kampfes, bei der Erschöpfungsneurasthenie die eines äußeren, bei der konstitutionellen Neurasthenie die eines inneren Kampfes. In beiden Fällen ist eine Willenskraft vorhanden, die sich auflehnt gegen die Schädigung der eigenen Persönlichkeit. Bei dem Psychopathen fehlt diese Willenskraft, infolgedessen fehlt auch der Kampf, hier ist reine Passivität, die Erschöpfung deshalb auch keine reine Erschöpfung, sondern willenloses Nachgeben gegen körperliche Schmerz- und Unlustempfindungen. Neben dem überragenden Einfluß des Ringens um die Selbstbehauptung der Persönlichkeit gibt es nun drittens noch Einflüsse, die regelmäßig als Hilfsursachen bei der Entstehung der Erkrankung und als Anlässe zur Auslösung der Beschwerden mitwirken, nämlich seelische Erregungen jeder Art, die Arbeit in Form der Überanstrengung, die klimatischen Einflüsse der Kälte, Nässe, Hitze und des Gewitters und der Alkoholgenuß, der nicht übermäßig zu sein braucht. Es sind das dieselben Einflüsse, die beim chronischen Muskelrheumatismus die rheumatischen Beschwerden auszulösen pflegen. Der Leidende führt diese Einflüsse gewöhnlich als die Ursachen seines Leidens an. Sie allein rufen indessen niemals eine Neurasthenie, sondern höchstens vorübergehende Schmerzzustände hervor. Die wirkliche Ursache der Neurasthenie ist vielmehr immer das als materielle oder geistige Lebensfrage wirkende Erlebnis, das den Veranlagten zwingt zum Ringen um die Selbstbehauptung seiner materiellen oder geistigen Persönlichkeit.

Nun ist bei jedem Kranken die Einsicht in die Entstehung seiner Neurasthenie und besonders die Unterscheidung, ob seine Leistungsunfähigkeit auf reiner Erschöpfung, einem seelischen Konflikt oder auf Willensschwäche beruht, eine der schwierigsten Aufgaben des Arztes. Der Leidende ist sich selbst nämlich nur selten hierüber so klar wie Bismarck und Nietzsche. Gewöhnlich ist er sich überhaupt über die Entstehung seines Leidens nicht im klaren. Auch wenn lediglich

Willensschwäche vorliegt, klagt er über Erschöpfung wie Mörike; des seelischen Konflikts ist er sich kaum jemals so bewußt wie Nietzsche, und wenn er sich desselben bewußt ist, so verschweigt er ihn, weil er sein tiefinnerstes Geheimnis einem Dritten nicht preisgeben will. Häufig genug auch will er die Erschöpfung oder Leistungsunfähigkeit nicht zugeben, wie Scheffel. Hier den Zusammenhang zu erraten, bedarf es genauer Beobachtung und des ganzen Scharfsinns des Arztes. Denn bei dem im Dunkel der Alltäglichkeit verschwindenden Durchschnittsmenschen können die äußeren und inneren Erlebnisse nicht so sicher festgestellt werden, wie bei unseren vier Krankheitsgeschichten, zu denen eingehendste geschichtliche und literarische Forschung das Material bot.

Aber so schwierig auch die Aufgabe sein mag, sie muß gelöst werden, denn von ihr hängt die Art und Weise ab, wie wir dem Leidenden helfen können. Und daß wir ihm, wenn es eben geht, helfen müssen, ist klar. Denn verhängnisvollere Krankheiten, als diese Zustände, gibt es nicht. Zwar das Leben bedrohen sie nicht, wie gerade unsere Beispiele lehren. Aber was will die wenn auch noch so große Lebensgefahr, die eine Lungenentzündung oder ein Typhus mit sich bringt, bedeuten gegen die Zerstörungen, die diese Zustände im Leben des Leidenden bewirken? Alle vier Männer, deren Entwicklung wir verfolgt haben, waren, im Sinne des körperlichen oder geistigen Arbeiters gesprochen, erwerbsunfähig. Sie wären in einem freien oder kaufmännischen Berufe unfähig gewesen, ihren Lebensunterhalt zu erwerben. Bei Mörike liegt das offen zutage, Scheffel wurde nur durch sein Vermögen und den finanziellen Erfolg seiner Jugendwerke, Nietzsche durch sein Vermögen und seine Pension, Bismarck durch sein Vermögen und sein Amt vor demselben Schicksal bewahrt. Aber auch Nietzsche und Mörike brachte die Krankheit um ihr Amt, Mörike außerdem ebenso wie Scheffel um ihr Familienglück. Dies alles sind nicht etwa Ausnahmefälle, sondern die Zerstörung von Arbeitsfähigkeit, Lebens- und Familienglück durch nervöse Erkrankungen begegnet dem erfahrenen Arzte alle Tage.

Zum Glück ist die Kunst des Arztes hier nicht aussichtslos. Die Krankheitsgeschichten Bismarcks, Nietzsches und Scheffels zeigen, daß diese Krankheitszustände mit Erfolg behandelt werden können. Und immer wieder sind es dieselben Mittel, auf die schon der Leidende gefühlsmäßig verfällt. Nietzsche, Scheffel und Mörike wandten immer wieder Körperübungen (Märsche), kaltes Wasser, Abführkuren, diätetische Maßnahmen, also die heute so genannten physikalisch-diätetischen Heilmethoden an; und bei Bismarck wurden diese Heilmethoden von einem sachkundigen Arzte (Schweninger) angewandt. Nietzsche und Scheffel suchten außerdem mit großer Vorliebe das Hochgebirge und den Süden auf. Alle diese Mittel sind noch heute bei diesen Leiden üblich und bewähren sich täglich.

Aber, wie wir das besonders bei Bismarck und Nietzsche sehen, sie gewähren nur einen Teilerfolg, und besonders gelingt es gewöhnlich mit ihnen nicht, die Schmerzzustände zu beseitigen wie das Beispiel Nietzsches und Scheffels und besonders das Bismarcks zeigen. Diese quälen aber gewöhnlich den Leidenden am meisten.

Hierin ist nun seit den Tagen jener Männer ein erheblicher Fortschritt erreicht durch die Entwicklung eines uralten, aber erst neuerdings in den Gesichtskreis der ärztlichen Wissenschaft getretenen Heilverfahrens, der Massage. Dieselbe ist zuerst von den schwedischen Massage-Ärzten und nach diesen von O. Rosenbach, Edinger, seinem Schüler Auerbach und Cornelius zur Behandlung von Schmerzzuständen, besonders des Kopfes angewandt worden.

Meine nunmehr zwanzigjährigen Erfahrungen auf diesem Gebiete haben mich gelehrt, daß für alle Schmerzzustände bei der Neurasthenie die Massage ein sicheres Heilmittel ist. Die nervösen und neurasthenischen Schmerzen haben nämlich ebenso wie die rheumatischen ihren Sitz in der Muskulatur. Der Neurasthenie liegt, wie ich an Hunderten von Neurasthenikern festgestellt habe, dieselbe vorwiegend die Muskulatur ergreifende Erkrankung zugrunde, die uns als Muskelrheumatismus bekannt ist. Diese Erkrankung ist die eigentliche körperliche Grundlage der nervösen ebenso wie der rheumatischen Veranlagung.

Ihr Hauptkennzeichen ist eine krankhafte Steigerung der Spannung der Muskulatur. Ich habe sie deshalb Hypertonismus genannt. Im Volke ist übrigens seit Urzeiten diese Erkenntnis vorhanden, denn das Wort „Hartspann" (= harter Spann), das die Volkssprache in Norddeutschland für rheumatische und nervöse Zustände gebraucht [1]), ist geradezu eine wörtliche Übersetzung jenes von mir für die Erkrankung geprägten wissenschaftlichen Begriffes. Diese Erkrankung ist die Ursache der Schmerzen sowohl als der Reiz- und Hemmungserscheinungen bei der Neurasthenie [2]).

Die Gleichheit der Grunderkrankung bei dem Muskelrheumatismus und der Neurasthenie erklärt die Verbindungen und Übergänge beider Krankheitsbilder, wie wir sie besonders auffällig in der Krankheitsgeschichte Bismarcks und Mörikes, andeutungsweise aber auch bei Nietzsche und Scheffel beobachtet haben. Und sie erklärt die große Wetterempfindlichkeit des Neurasthenikers, die Nietzsche völlig heimatlos machte, Mörike (nach seiner Pensionierung), und Scheffel zu immer neuen Erholungsreisen veranlaßte und bei Scheffel (Karlsruhe) und Nietzsche (Bonn, Basel, Naumburg) die schwersten Anfälle ihres Leidens immer in feuchtem Klima hervorrief.

Diese Wetterempfindlichkeit ist uns vom Muskelrheumatismus allbekannt; wir erkennen an ihr geradezu den Rheumatiker. Sie beruht beim Neurastheniker wie beim Rheumatiker auf derselben Ursache, nämlich der feinen Reaktion der Muskulatur auf alle diese Einflüsse. Es handelt sich eben bei diesen Leiden nicht um verschiedene Krankheiten, sondern um dieselbe Grundkrankheit, die das eine Mal als Muskelrheumatis-

---

[1]) Vergl. auch John Brinkmans Gedicht „Hartspann".

[2]) Die Cornelius'schen „Nervenpunkte" sind einzelne besonders schmerzhafte, die Edinger-Auerbach'schen „Knötchen oder Schwielen" verhärtete Stellen in den tatsächlich immer im ganzen erkrankten, hypertonischen Muskeln, wie sich bei der Untersuchung nach meiner Massagemethode ohne weiteres ergibt.

mus, das andere Mal, weil seelische Zustände hinzugetreten sind, als Neurasthenie erscheint. Der Arzt aber muß sich frei machen von der jetzt üblichen Vorstellung, als müßten, weil die seelischen Erscheinungen der Neurasthenie sich im Gehirn abspielen, nun auch die Schmerzen und die Reiz- und Hemmungserscheinungen an den Körperorganen im Gehirn ihren Sitz haben, „psychogen" sein. Nein, diese haben, wie gesagt, ihren Sitz im Bewegungsapparat, vor allem in der Muskulatur. Zu der Anschauung, als hätten auch sie im Gehirn ihren Sitz, hat offenbar ihre ausgesprochene Abhängigkeit von Gemütserregungen geführt, wie sie besonders in Nietzsches, aber auch in Bismarcks Krankengeschichte auffällt. Diese Abhängigkeit aber erklärt sich durch die unbedingte Abhängigkeit des Muskels vom Nervensystem, derzufolge jede seelische Erregung sofort in Form der Ausstrahlung (Irradiation) auf die Muskulatur ganz ebenso einwirkt, wie der Temperatureinfluß.

Die Massagebehandlung der nervösen Zustände ist eine besondere ärztliche Kunst, die nichts gemein hat mit der üblichen Laienmassage. Ich habe in jahrelanger Arbeit diese Kunst aus dem Zustande des Probierens, in dem sie sich bisher befand, zu einem wissenschaftlichen, unbedingt sichern Verfahren ausgebildet. Der Darstellung dieses Verfahrens ist mein Lehrbuch gewidmet; ich verweise wegen des Näheren auf dieses. Mein Massageverfahren ermöglicht erst die systematische und vollständige Untersuchung der der Neurasthenie zugrunde liegenden hypertonischen Erkrankung des Bewegungsapparates, und durch dasselbe können die Schmerz-, Hemmungs- und Reizzustände im Krankheitsbilde der Neurasthenie mit voller Sicherheit beseitigt werden. Mit diesem Verfahren wäre es also möglich gewesen, Nietzsche und Scheffel von ihren Kopfschmerzen, Bismarck von seinen Lumbago-, Ischias-, Kopf -und Gesichtsschmerzen, Mörike von seinen Schmerzanfällen zu befreien. Ganz abgesehen von der bedeutenden Erleichterung, die dadurch diesen schwer leidenden Männern verschafft worden wäre, wäre dadurch voraussichtlich Scheffel der Dichtkunst, Nietzsche seiner Professur erhalten geblieben und bei Bismarck wäre wahrscheinlich niemals völlige Erschöpfung eingetreten.

Unzugänglich sind aber auch diesem Verfahren die seelischen Zustände, die mit der Neurasthenie verbunden sind. Diese verlangen naturgemäß geistige Mittel zu ihrer Behandlung. Bei den inneren Konflikten, die Nietzsche während seiner Schaffensperiode in sich auskämpfte, bei den Gewissensfragen, die Bismarck bei seinen politischen Entscheidungen beschwerten, in dem schweren Kampf zwischen Wollen und Können, unter dem Scheffel litt, gibt es nur eine Hilfe: Aufklärung und Aussprache; ein Mittel, das die hohe Intelligenz Nietzsches und Bismarcks selbst gefunden hat. Daß der Leidende selbst diese Einsicht hat, ist aber eine seltene Ausnahme. Selbst Scheffel scheint es lange Zeit nicht klar gewesen zu sein, daß die Ursache seiner steigenden Erregtheit der aussichtslose Kampf zwischen Wollen und Können war. Noch weiter entfernt ist der Durchschnitts-Neurastheniker von der Einsicht in die Ursache seiner inneren Konflikte. Ihm hierzu zu verhelfen, ist die Aufgabe des Arztes. Allerdings ist er, wie wir bei Nietzsche sehen, dadurch noch nicht von dem Konflikt befreit, aber wir stellen ihn damit doch seinem Seelenkampf objektiv gegenüber und bei kleineren Sterblichen findet sich dann nicht selten ein Weg, den Konflikt zu mildern oder ihm aus dem Wege zu gehen. Schon bei Scheffel gewinnt man den Eindruck, daß rechtzeitige Aufklärung den Zusammenbruch hätte verhüten können.

Für die Willensschwäche aber, die bei Mörike im Vordergrunde des Krankheitsbildes steht, gibt es nur ein Mittel: die Erziehung. Diese ist naturgemäß bei Erwachsenen wirkungslos. Das zeigt gerade das Beispiel Mörikes, den auch die Härte seines Lebensschicksals nicht zum Arbeiten gebracht hat. Die Erziehung muß beim Kinde anfangen und diesem rechtzeitig den Willen stählen zum Kampfe des Lebens. Deshalb muß die heute moderne zunehmende Verweichlichung der Erziehung in Schule und Haus, die übergroße Angst vor Überlastung, die sich in vielen modernen Schulexperimenten ausspricht, geradezu als Hilfsmittel zur Züchtung konstitutioneller

Neurastheniker bezeichnet werden. Es ist notwendig, besonders in unserer jetzigen harten Zeit, daß der werdende Mensch bis zum vollen Maß seiner Fähigkeiten durch die Erziehung beansprucht wird.

Allerdings nicht darüber hinaus. Und das geschieht vor allem, wenn er in einen ungeeigneten Beruf hineinkommt. Das sehen wir bei Mörike. Die Berufswahl muß also in ganz anderer Weise als bisher den Fähigkeiten des jungen Menschen angepaßt werden. Mörike hätte vermutlich, seiner Begabung entsprechend, als kleiner oder mittlerer Beamter ein nützliches und zufriedenes Glied der Gesellschaft werden können, während er zu dem Berufe eines Pfarrers nicht zureichte, ihn deshalb nicht ausfüllen konnte und schließlich verkam. Seine Dichtkunst hätte unter einem solchen Amte nicht zu leiden brauchen, wie die Beispiele Dehmels und Gottfried Kellers zeigen, die an dichterischer Größe Mörike gewiß nichts nachgaben und doch ein solches Amt voll und pflichttreu versehen haben.

Gegen alle drei Formen der Neurasthenie stehen uns also wirksame Mittel zur Verfügung. Daß sie angewandt werden, ist von der größten Wichtigkeit. Denn die Neurasthenie ist eine Krankheit der geistigen Führer, nicht der Männer der Handarbeit. Die geistig führende Schicht unseres Volkes unterliegt aber nun schon seit Jahrzehnten im Kindesalter ständig der ängstlichen Rücksichtnahme nervöser Erzieher auf die Schwächlinge und Haltlosen und im Jünglingsalter dem übeln Dunst, den unsere Literaten immer wieder neu aus dem Sumpfe der Sexualität aufrühren. Diese ständige Minierarbeit von Neurasthenikern erzeugt ständig neue Neurastheniker immer schwererer Art.

Als Wirkung dieser Erziehung zur Neurasthenie muß der Arzt auch den Ausgang des großen Krieges ansehen. Auf das Gegirre der „Verständigung" und „Gerechtigkeit" und auf den Himmel der Proletarier-Revolution konnten außer Kindern nur willensschwache „Intellektuelle" und „Ästheten" hereinfallen, wie sie durch unser bisheriges Erziehungswesen gar zu leicht herangezüchtet werden. Das Schicksal des deutschen

Volkes war es, daß es im Kriege politisch, nicht militärisch, von Männern solcher Art geführt wurde, Männern von allerdings hoher Verstandes- und Formen-„Kultur", aber ohne die Willensstärke, die notwendig ist für die Aufgabe, vor die der Krieg sie und das deutsche Volk stellte. Jetzt sind sie und das deutsche Volk nach kurzem wüstem Traum wieder auf die Erde und in die volle Härte des Kampfes ums Leben zurückgeschleudert worden. Jetzt muß der Erziehungsarbeit der Neurastheniker ein Ende gemacht werden. Ärzte und Erzieher müssen nun zusammenwirken in der Erziehung der deutschen Jugend zu einem willensstarken harten Geschlecht, das sich nicht ängstlich verkriecht vor der Tatsache, die Goethe in die Worte kleidet:

> Du mußt steigen oder sinken,
> Du mußt herrschen und gewinnen,
> Oder dienen und verlieren,
> Leiden oder triumphieren,
> Amboß oder Hammer sein.

Fortsetzung der Besprechungen nächste Seite.

dizin ist das vorstehende Buch wie geschaffen . . . Daß Verfasser sich nicht begnügte, nur theoretischen Stoff zu bringen, sondern diesen auch durch recht anschauliche Bilder zu illustrieren, soll hier noch besonders als lobenswert hervorgehoben werden.

Zeitschrift für physikalische und diätetische Therapie 1915, Heft 8: . . . Auf 550 Seiten mit 268 Figuren wird in äußerst klarer und eindringlicher Weise der Leser mit den einzelnen Handgriffen dieser Massagemethode bekannt gemacht. Es ist ein sehr lesenswertes, lehrreiches Buch.

Das Sanatorium: Es gibt Bücher, die neue Schöpfungen darstellen. Ein solches Buch ist das Lehrbuch der Massage von Dr. Müller. Für alle, die in das eigentliche Wesen der Massage-Behandlung eindringen wollen, ist das Buch unentbehrlich; zum mindesten sollte es in keiner Anstaltsbibliothek fehlen.

Zeitschrift für Medizinalbeamte: . . . was für den praktischen Gebrauch des Buches von besonderem Wert ist, jeder dazu erforderliche Griff ist in Bild, Wort und Bedeutung dargestellt. Auf diese Weise ist ein Atlas der Massagetechnik entstanden, der an Ausgiebigkeit der bildlichen Darstellung und an Vollständigkeit das Möglichste leistet und in seiner Art einzig dastehen dürfte.

Archiv für Rettungswesen: Ein Werk über die Massage ist z. Zt. von besonderem Wert. Von diesem Gesichtspunkte aus ist das Erscheinen dieses Buches mit Freude zu begrüßen.

Zentralblatt für innere Medizin: Die Lehre von der Massage und ihre Anwendung am Krankenbett erfahren vielfach eine etwas stiefmütterliche Behandlung. Der Verfasser hat sich der dankenswerten Aufgabe, in dieses Gebiet einzuführen und die Massagetechnik zu erläutern, mit außerordentlichem Geschick unterzogen. . . . Eine große Menge instruktiver Abbildungen erleichtern das Verständnis dieses nützlichen Werkes.

Zentralblatt für Gynäkologie: Das vorliegende Buch, das dank seiner Klarheit und der Übersichtlichkeit seines Inhaltes auf das Wärmste zu empfehlen ist, ist das fruchtbare Ergebnis jahrelanger wissenschaftlicher Arbeit und praktischer Erfahrung.

Berliner klinische Wochenschrift: Verfasser spricht sich in ähnlicher Weise, wie dies schon Höffa immer getan hat, dagegen aus, daß die Massage von Laien ausgeübt wird. Sie hat die Berechtigung einer vollkommenen, ausgebildeten medizinischen Spezialität und gehört als solche in die Hände des Arztes, und zwar des damit vertrauten Spezialisten. Das Buch ist die Frucht jahrelanger Arbeit und in seiner Klarheit und Übersichtlichkeit sehr zu empfehlen.

Schmidts Jahrbücher für die gesamte Medizin: Es ist gut, wenn von Zeit zu Zeit bei den Wissensgebieten, deren Erkenntnis scheinbar einen gewissen Abschluß erreicht hat, eine gründliche Nachforschung einsetzt. In ein solch kritisches Gericht geht Müller mit der Massage. . . . Ein Buch, das jedem Arzt eine Menge wertvoller Anregungen geben wird.

Zeitschrift für ärztliche Fortbildung: Jedem Arzt, der sich spezialistisch in Massage ausbilden will, kann dieses Lehrbuch wärmstens empfohlen werden.

Münchener med. Wochenschrift: Wir kennen kein Buch in der ganzen Massageliteratur, das so wenig an der Oberfläche haften bleibt und so in die Tiefe dringt als das Müllersche Buch, und das ist wohl die wärmste Empfehlung, die wir dem Buche geben können. F. Lange (München).